プロブレムQ&A

遺伝子組み換え食品入門

増補改訂版

［必要か 不要か？　安全か 危険か？］

■

天笠　啓祐・著

緑風出版

プロブレムQ&A

目次

プロブレムQ&A

Ⅰ 遺伝子組み換え食品の基礎

Q1 遺伝子って何ですか？
遺伝子は生命の設計図といわれていますが、何からできていて、どんな構造をしているのですか？ それは、生物の命の基本となる情報なのですか？ 12

Q2 バイオテクノロジーとは何ですか？
バイオとは「生命」とか「生物」という意味ですね。では、バイオテクノロジーは生命を操作する技術のことで、遺伝子組み換えやクローン技術のことですか？ 17

Q3 遺伝子組み換えって何ですか？
自然界でも遺伝子組み換えは、起きていますね。それとどう違うのですか？ 種の壁を越えて人工的に他の生物の遺伝子を導入する技術が問題なのですか？ 20

Q4 遺伝子組み換えってどのように行うのですか？
遺伝子組み換えには、種の壁を越えるために、遺伝子の運び屋など、さまざまな道具が使われていますが、どんな役割を果たしているのですか？ 23

Q5 遺伝子組み換え食品って何ですか？
遺伝子組み換え食品は、遺伝子組み換え技術を用いて改造が行われた作物や動物、微生物などをもとにして、直接的、間接的に作られた食品のことですよね。 26

Q6 どのような遺伝子組み換え作物が開発されているのですか？
遺伝子組み換え作物には、どんなものがあるのですか？ 世界では、主に大豆、トウモロコシ、綿、ナタネが栽培されていると聞いていますが。 29

Q7 世界では、どの国で、どのくらい栽培されているのですか？ 日本では？
現在、世界の農地の一〇％強も作付されているそうですが、増えているのでしょうか。日本では作付されていませんが、試験栽培は行われているのですか。 32

Q8 どのような企業が開発しているのですか？ 39
バイテク企業と呼ばれている、遺伝子組み換え種子を開発し、販売しているのはどんな企業なのですか？ 世界的な大企業だと聞いているのですが。

Q9 どのような性質の遺伝子組み換え作物が作られているのですか？ 42
遺伝子組み換え作物には、どんな性質をもったものが作られているのですか？ 除草剤耐性や殺虫性がある商品があると聞きましたが、他にもあるのですか？

Q10 環境への影響では、どんな問題が明らかになったのですか？ 45
遺伝子組み換え作物がもたらす環境への影響はどんなものがありますか？ 自然には存在しない作物なので、その影響が大きいのではないかと心配です。

Ⅱ 遺伝子組み換え種子・添加物・動物

Q11 日本でも遺伝子組み換え種子による汚染が広がっているって本当ですか？ 52
日本でも遺伝子組み換え種子による汚染が広まっていると聞きましたが、実際にはどうなのですか？ 商業栽培が行われていなくても、影響があるのですか？

Q12 遺伝子組み換え汚染が、農家などに経済的損失をもたらしている？ 59
遺伝子組み換え汚染が、農家などに損害をもたらしているといわれていますが、本当ですか？ どんな損害があるのでしょうか？ 日本でもあるのですか？

Q13 遺伝子組み換え食品添加物もあるのですか？ 64
遺伝子組み換え食品添加物とはどういうものですか？ 何種類もあるのですか？ 実際に商品化され、我々の食卓にものぼってきていますか？

Q14 遺伝子組み換え食品・添加物でも規制の対象外がある？ 69
遺伝子組み換え食品や添加物の中に、政府の規制がないものがあるって本当ですか？ 規制されないと、どんどん入ってきてしまうのではないですか？

プロブレムQ&A

Q15 遺伝子組み換え動物食品もあるのですか?
遺伝子組み換えで誕生した動物はたくさんいると思われますが、それらの動物の食品もあるのですか? すでに市場にも出ているのでしょうか? 71

Q16 遺伝子組み換え蚊まで開発されているという話ですが?
遺伝子組み換えの技術がどんどん進歩し、蚊まで開発されたというのは、本当ですか? 環境中に放出されたら大変だと思いますが、大丈夫ですか? 76

Q17 米国で話題になっている巨大鮭って何ですか?
米国で巨大鮭が話題になっていますが、遺伝子組み換えによって生まれた鮭は、環境への影響や食品としての安全性は問題ないのでしょうか? 82

Q18 青いカーネーションやバラが開発されていますが、問題ないのですか?
花もまた、遺伝子組み換え技術を用いているので、安全性が問題になりませんか? 確かに新しい色は驚きますが、そこまでする必要性はあるのでしょうか? 89

Q19 クローンと遺伝子組み換えは違うのですか?
同じバイオテクノロジーを用いた生命改造技術だと思うのですが、クローンは遺伝子組み換えとは違うのですか? どちらも自然界には存在しないものですね。 93

Q20 クローン家畜って今どうなっているのですか?
一時、クローン牛が騒がれましたが、最近あまり聞きません。その後、どうなっているのですか? 生まれても、育つことは少ないとも聞いていますが。 99

Ⅲ 遺伝子組み換え食品の安全性

Q21 遺伝子組み換え作物に用いられる除草剤は安全ですか?
遺伝子組み換え作物には、それようの除草剤が用いられるそうですが、その農薬は安全ですか? 危険だとすると、どんな作用がおきるのですか?。 106

Q22 遺伝子組み換え食品は安全ですか?
遺伝子組み換え食品が日本にもたくさん入り込んできているようですが、安全なのでしょうか? 危険だとすると、どんな影響が考えられますか? 110

Q23 映画にもなったカーン大学の動物実験って、どんなものですか?
フランスのカーン大学で重要な動物実験が行われたと聞きました。どんな実験でどのようなことが判明したのですか? 映画にもなったと聞きましたが。 119

Q24 世界銀行の報告書が遺伝子組み換え作物を見限った!?
世界銀行が「遺伝子組み換え作物には未来はない」と結論づけたというのは本当ですか? やはり、自然が一番ということなのでしょうか? 124

Q25 日本では食の安全に関して、どのように規制が行われているのですか?
食品・飼料としての安全性評価が求められていますが、十分ですか? 安全対策のために、どのような規制が行われているのでしょうか? 128

Q26 日本では環境への影響を食い止めるための規制が行われているのですか?
カルタヘナ国内法によって、生物多様性影響評価が求められていますが、それで影響を食い止めることができるのでしょうか? 農作物への影響が心配です。 132

Q27 国際条約などでの規制はないのでしょうか?
環境への影響を守るために、国際的にはどんな規制がありますか? また、カルタヘナ議定書ではどんなことが決められたのですか? 138

Q28 自治体でも独自の規制ができるのでしょうか?
交雑や混入を防ぐために都道府県レベルや市町村レベルでも、独自の規制はできるのですか? たとえば、どんな所で条例を定めているのですか? 144

Q29 私たちは遺伝子組み換え食品を避けることができるでしょうか?
さまざまな食材や添加物になっている遺伝子組み換え食品を私たちは、さけることができるでしょうか? 特に加工食品は難しいと思うのですが。 149

プロブレムQ&A

Ⅳ　TPPと遺伝子組み換え食品

Q30　表示はどうなっているのですか?
遺伝子組み換え食品は、表示義務があると思うのですが、すべての食品に義務づけられているのですか?　気付かずに食べているような気がするのですが。　153

Q31　TPPとはどんなものですか?
TPP（アジア太平洋地域での自由貿易協定）に参加する、しないでもめていますが、一体TPPとはどんな協定なのですか?　どんな点が問題なのですか?　160

Q32　TPPで食の安全は守られるのでしょうか?
TPPに参加すると、私たちの食卓は危険な輸入食品に占拠されてしまい、日本の農業が破壊されるのではないかと心配なのですが。交渉で守れるのですか?　165

Q33　TPPで遺伝子組み換え食品は増えるのでしょうか?
世界中で遺伝子組み換え食品が増え続けていますが、TPPでさらに加速することになりませんか。多国籍企業の支配がより強まるように思えますが。　172

Q34　TPPで遺伝子組み換え食品の表示はどうなるのでしょうか?
自国の製品を売り込むために米国政府や多国籍企業は表示撤廃の圧力を強めるのではないでしょうか?　ますます表示がわかりにくくなるのではと心配です。　176

Q35　ゲノム編集とはどんなもので、どんな危険性がありますか?
ゲノム編集技術が話題になっていますが、これまでの遺伝子組み換えとは違うものなのですか?　また、問題はないのでしょうか?　181

本文イラスト＝Nozu

プロブレムQ&A

I

遺伝子組み換え食品の基礎

Q1 遺伝子って何ですか？

遺伝子は生命の設計図といわれていますが、何からできていて、どんな構造をしているのですか？　それは、生物の命の基本となる情報なのですか？

遺伝子《いでんし》の本体は、一部のウイルスを除いてDNA（デオキシリボ核酸《かくさん》）と呼ばれるものです。そのDNAはどの生物にも共通で、二本鎖らせん構造をもっており、その鎖の上に四種類の塩基《えんき》が並んでいます。その塩基の並び方がポイントになります。その並び方に従って、特定のアミノ酸が指定され、並べられていきます。そのアミノ酸がつながったものが蛋白質《たんぱくしつ》です。その蛋白質を作り出す単位を遺伝子といいます。人間には二万強の遺伝子があります。

このように遺伝子は蛋白質をつくるものです。DNAには遺伝子として働いて蛋白質をつくるところと、働いていない部分があります。人間の場合、九割以上が働いていないと見られています。なぜそのような部分があ

アミノ酸

分子内にアミノ基を持つカルボン酸の総称で、全部で約八〇種類ある。遺伝子がアミノ酸を指定し、そのアミノ酸がつながったものが蛋白質である。その蛋白質を構成するアミノ酸は二〇種類余。体内で合成できず、食べものとして摂取しなければいけないアミノ酸を「必須アミノ酸」という。

るのかは、まだよく分かっていませんが、最近になり、実は重要な役割を果たしているようだということが分かってきました。それに伴い、一つの遺伝子が複数の機能を持つなど、遺伝子の働きも実に複雑であることが分かってきました。

　ではDNAの上に乗った情報がどのように伝えられていくかを見ていきましょう。この場合、塩基の並び方がポイントです。塩基はアデニン（A）、チミン（T）、シトシン（C）、グアニン（G）の四種類です。その塩基は三つが一組になってアミノ酸を指定します。そのアミノ酸が並べられていくことになります。その三つの塩基の並びを遺伝暗号といいます。

　塩基が三つで一組の情報となって、まず伝令RNA（メッセンジャーRNA、mRNA）に写されます。これを転写《てんしゃ》といいます。mRNAはリボソームに行きます。次に、その情報に基づいて転移RNA（トランスファーRNA、tRNA）がアミノ酸をつなげていきます。これを翻訳《ほんやく》といいます。こうしてアミノ酸がつながって蛋白質が合成されていくことになります。こうしてつくられた蛋白質が、生体のさまざまな構造になったり、酵素《こうそ》となって物質を分解したり新しい物質を生成して、生命の活動が営ま

酵素
　生体の細胞内で作られ、化学反応の触媒の働きをする蛋白質のこと。

RNA
　リボ核酸のこと。細胞内にあるRNAは通常、DNAにある遺伝子の情報に基づいて、アミノ酸をつなぎ蛋白質を合成する。もともと生物の遺伝子はDNAではなくRNAが担っていたと見られ、現在でもウイルスの中には、DNAではなくRNAを遺伝子にしているものがある。なお、RNAを構成する塩基は、DNAでのチミンに代りウラシル（U）となる。

れることになるのです。

遺伝子には、蛋白質を作り出す役割とともに、もう一つの大きな役割があります。遺伝子ですから次の世代に受け継がれていくことになります。遺伝子のもう一つの重要な役割が、この自己複製というものです。自己複製には二つの意味があります。一つは次々と細胞を複製していくことです。人間の場合、たった一つの受精卵《じゅせいらん》から、六〇兆もの細胞から成り立つ体全体を形成していきます。体を作り上げるだけでなく、日々、血液やホルモンなどを作り出して生命活動を支えています。もう一つの複製は、親から子へ、子から孫へというように世代を超えて受け継がれていくことです。

遺伝子は、DNAという化学物質ですが、単なる物質ではありません。「生命のもっとも基本にあって活動している単位」なのです。研究者は、化学物質であることを強調して、実験・開発を進めてきました。生命を物質として扱ってきたのです。このような生命の粗雑な扱い方に、基本的な問題点が潜《ひそ》んでいるといえます。

ホルモン
もともとギリシャ語で「刺激する」という意味の言葉の内分泌物質。血液中に分泌され、ごく微量で臓器や組織の反応を促進したり抑制したりして、体のバランスを保つ上で重要な役割を果たしている。

遺伝暗号

		2番目の文字 U	C	A	G		
最初の文字	U	UUU UUC] フェニルアラニン UUA UUG] ロイシン	UCU UCC UCA UCG] セリン	UAU UAC] チロシン UAA UAG] ナンセンス・コドン	UGU UGC] システイン UGA] ナンセンス・コドン UGG] トリプトファン	U C A G	三番目の文字
	C	CUU CUC CUA CUG] ロイシン	CCU CCC CCA CCG] プロリン	CAU CAC] ヒスチジン CAA CAG] グルタミン	CGU CGC CGA CGG] アルギニン	U C A G	
	A	AUU AUC AUA] イソロイシン AUG メチオニン、読み始め	ACU ACC ACA ACG] スレオニン	AAU AAC] アスパラギン AAA AAG] リジン	AGU AGC] セリン AGA AGG] アルギニン	U C A G	
	G	GUU GUC CUA CUG] バリン	GCU GCC GCA GCG] アラニン	GAU GAC] アスパラギン酸 GAA GAG] グルタミン酸	GGU GGC GGA GGG] グリシン	U C A G	

RNAレベルの遺伝暗号
フェニルアラニン、ロイシン……はアミノ酸
U、C、A、Gは塩基
AUGはメチオニンを翻訳するとともに、読み始めの暗号でもある
サンセンス・コドンは意味を持たないとともに、読み終わりも意味する。

遺伝子情報の流れ

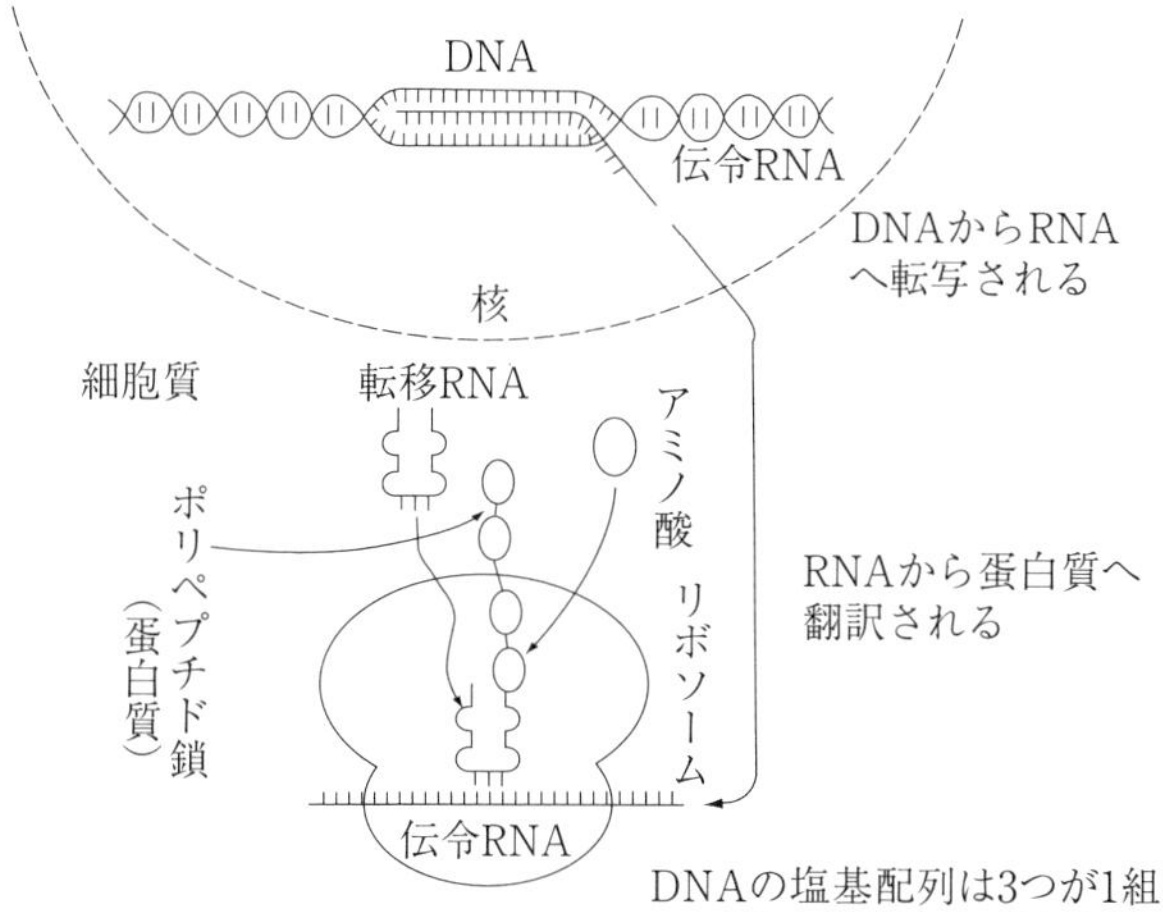

DNAの塩基配列は3つが1組となって、1つのアミノ酸を指令する。それを伝えるのがメッセンジャー（伝令）RNAで、その情報に基づいてアミノ酸をつなげていくのがトランスファー（転移）RNAである。アミノ酸がつながって蛋白質となる。

コラム①

遺伝子の語源

遺伝子という言葉は、いつ頃から使われるようになったのでしょうか。意外と新しく、二〇世紀初め、デンマークの植物生理学者で遺伝学者のヴィルヘルム・ルードヴィッヒ・ヨハンセンが、遺伝子、表現型、遺伝子型という言葉を用いたのが、きっかけです。この時から遺伝子（ジーン、GENE）という言葉が定着していきます。

そのヨハンセンが、ジーンという言葉を初めて定義したのは、『精密遺伝学説の要綱』という本の中です。そこで彼は、ジーンという言葉は、ダーウィンが用いたパンゲン（PANGENE）の末尾四文字を取り、メンデルの「遺伝の要素」を指す言葉である、としました。

ダーウィンが唱えたパンゲン説とは、細胞の中にはジェミュールという粒子があり、その粒子が血管などを通じて生殖細胞に集まり、子孫に伝えられるという説です。今から考えると、奇妙な説ですが、それだけ遺伝について分かっていなかったことになります。

遺伝子という言葉が使われだした時代、まだ、その実体はよく分かっていませんでした。遺伝に関してもまだよく分かっていませんでした。しかも当時はまだ、DNAではなく、蛋白質が遺伝子として働いている、という考えが支配的でした。

Q2 バイオテクノロジーとは何ですか？

バイオとは「生命」とか「生物」という意味ですね。では、バイオテクノロジーは生命を操作する技術のことで、遺伝子組み換えやクローン技術のことですか？

バイオテクノロジーは、遺伝子、染色体《せんしょくたい》、細胞などを、意図的《いとてき》に操作して、自然の法則ではできなかった生命体を作りだす技術です。自然界ではありえない新しい生物を作りだすことから、生物災害を引き起こしたり、生態系に影響したり、食品に応用されたときに安全性に影響が出ることが懸念《けねん》されてきました。

このバイオテクノロジーを応用してつくった食品のことを、バイオ食品といいます。昔から、味噌、醤油、お酒、パン、チーズなど、微生物を利用してつくる食品がありました。また、植物の品種の改良、畜産での掛け合わせによる改良、といった生物改造の試みもありました。昔からあるこれらの技術もバイオテクノロジーであり、食べ物となったときはバイオ食

染色体
細胞分裂の際に、その中心にある核に由来して現れる棒状の物質で、主にＤＮＡとそれを取り巻くヒストンと呼ばれる蛋白質で構成されている。染色できることからその名がつけられた。

品である、と農水省や厚労省の人たちはいってきました。それは間違っています。

今日いわれているバイオ食品とは、それら従来の自然の法則を利用した食品づくりとは一線を画《かく》した、バイオテクノロジーを応用した食品です。「古いバイオ」は自然の摂理を利用したものです。それに対して「新しいバイオ」は、自然界では起きないことを人為的に起こしています。このように、バイオテクノロジーの最大の特徴は、自然界の仕組みではいくら工夫しても不可能なことを、可能にするところにあります。

たとえば魚での雌性《しせい》発生を例に見てみましょう。これまで多少、性比を変えることぐらいはできたかも知れませんが、雌ばかりをつくるのは、いくら工夫してもできませんでした。それを、染色体を操作することで雌ばかりを大量に作りだすことができるようになりました。

クローン動物づくりも同様です。動物では、親子が遺伝的にまったく同じという生命体を作りだすことは、いくら工夫してもできませんでした。それを体細胞と卵子を組み合わせた操作で可能にしたのです。

遺伝子組み換え技術も同様です。微生物《びせいぶつ》を例外にして、遺伝子は種の

雌性発生

魚の受精を操作して、すべて雌だけを誕生させることをいう。魚は生殖行為が体外受精であるため、操作が容易であり、精子の染色体を不活化し、卵子だけの染色体で誕生させると、すべて雌になることを利用している（八四頁の図参照）。

クローン動物

遺伝的に同じ生命体を作成することをいう。もともとは植物の挿し木から来た言葉。主に遺伝的に同じ兄弟姉妹を作成する受精卵クローン家畜や、同じ親子を作成する体細胞クローン家畜が開発されてきた。体細胞クローン技術では、卵子の中に体細胞を入れ（クローン胚）、その体細胞の提供者と遺伝的に同じ子どもを誕生させている。

壁を絶対に越えることがありませんでした。しかし、他の生物の遺伝子を無理やり導入して生物を改造することができるようになりました。作物にも、動物や昆虫、他の植物や微生物などの遺伝子を入れて品種の改良が可能になりました。

生物は保守的です。というのは大変長い時間をかけて今日の姿形があるからです。掛け合わせによる品種の改良にしても、長い時間をかけて行ってきました。バイオテクノロジーは、従来考えられなかった生物の改造を、いとも簡単に短時間で行うことができるのです。このように不可能なことを可能にすることと、時間を短縮できることにバイオテクノロジーの最大の特徴があるといえます。

バイオテクノロジーの応用が進み、これまで自然界にはなかったものがつくられたり、時間を短縮させたり、偏《かたよ》ったものばかりをつくったりするため、生態系への影響が懸念されています。もちろん食品の安全性を脅かすことになります。また、どこまで人間は生命をかってに改造できるのか、という倫理的な問題も提起されています。

Q3 遺伝子組み換えって何ですか？

自然界でも遺伝子組み換えは、起きていますね。それとどう違うのですか？　種の壁を越えて人工的に他の生物の遺伝子を導入する技術が問題なのですか？

遺伝子組み換えとは、①生命の基本である遺伝子を操作することであり、②他の生物種の遺伝子を導入することです。「組み換え」といっても、まだ遺伝子を組み換えることはできません。遺伝子を入れるだけの技術です。③しかも、導入した遺伝子の働きを強化し、しかも四六時中働かせており、そのことがさまざまな問題を引き起こしています。

遺伝子は、生命の最も基本的な単位です。そこを操作することによって、生命活動の根本的なところを変えることができるようになりました。それは本来ありえなかった、種の壁を越えてほかの生物の遺伝子を導入することで、可能になったのです。それが遺伝子組み換えです。

人間からは人間の赤ちゃんしか誕生しません。犬からは犬の赤ちゃんしかできません。一見あたり前にみえますが、これが生物の不思議さなのです。種の壁を越えて遺伝子は移動しないのです。気の遠くなるような長い時間をかけて出来上がった、自然界を支配している絶対的な秩序です。

その種の壁を越えて遺伝子を移動させる技術が、遺伝子組み換えです。種の壁を越えるということは、自然界の秩序に反することであり、そのため、一九七〇年代中ごろまではできなかったのです。それが可能になりました。しかも、通常ですと導入した遺伝子は、その生物には本来不要なものですから働くことができません。それを無理やり働かせ、しかも四六時中働かせるため、導入した生物に負担をかけるのです。それが、生物多様性や食の安全に影響してくるのです。

自然にも遺伝子組み換えが起きることがあります。たとえば、バクテリオファージ（バクテリアに食らいつくウイルス）の中のラムダファージと呼ばれるものがあります。このファージは、細菌にくっつき、中にDNAを注入し、細菌のDNAを利用して増殖します。増殖したファージが細菌を食い破って出てくる際に、細菌のDNAの一部を取り込んで出てきます。これは自然に起きる遺伝子組み換えです。

生物多様性

自然の豊かさの指標を示す考え方。自然が豊かになれば生物種は増え、逆に自然が貧しくなれば生物種は減少する。

細菌（バクテリア）とウイルス

細菌は、明確な輪郭をもたない核をもつ、ひとつの細胞からなる微生物で、主に細胞分裂で繁殖する。それに対してウイルスは、細菌よりも小さく、独自に生きることはできず、増殖するためには他の細胞を必要とする。

このラムダファージは、大腸菌に感染すると、大腸菌の中にあるＤＮＡの、ある決められた場所にもぐりこみます。しかも増殖して細菌を食い破って出る際に大腸菌のＤＮＡの一部を一緒に持ち出すため、このような自然に起きる遺伝子組み換えを人工的に引き起こせないかということで始まったのが、遺伝子組み換え技術の出発点でした。

遺伝子は生命の基本であり、その遺伝子を操作すれば、生命の根本を変えることができます。しかし、それは自然の秩序に反することです。しかも、たんに導入するだけではありません。導入した遺伝子が強く働くよう操作されているため、高度な構造を持つ遺伝子の働きが攪乱《かくらん》され、生命体に大きな負担を与えます。それがいま大きな問題になっているのです。

なお「遺伝子組み換え」のことをよく「ＧＭ」と略します。Genetically Modified の頭文字をとったもので、遺伝子を改造したことを意味します。また「遺伝子組み換え生物」のことをよく「ＧＭＯ」と略します。Genetically Modified Organism の頭文字をとったものです。Organism は生物や有機体のことです。欧米ではこのＧＭＯという言葉が頻繁《ひんぱん》に出てきます。本書でも、ＧＭあるいはＧＭＯを使うことがあります。

Q4 遺伝子組み換えってどのように行うのですか？

遺伝子組み換えには、種の壁を越えるために、遺伝子の運び屋など、さまざまな道具が使われていますが、どんな役割を果たしているのですか？

遺伝子を組み換えるには、導入する遺伝子を持っている生物、導入先の生物に加えて、いくつかの手段が必要です。特に必要なのが、その遺伝子を運び入れるもの、それにDNAを切ったり貼ったりするものです。

まずは導入する目的遺伝子（DNA供与体）が必要です。例えばトウモロコシに、除草剤《じょそうざい》に強い遺伝子を導入したいと考えれば、その遺伝子を探してこなくてはいけません。現在は、除草剤に耐性を持った細菌から見つけ出した遺伝子を用いています。

次にその遺伝子を、種の壁を越えて他の生物の細胞に入れるためのベクター（運び屋）と呼ばれるものが必要です。このベクターは通常、細胞の中に入ったり、外に出たりすることが、自在にできなければいけません。

現在最もよく用いられているのが、アグロバクテリウムという、植物にこぶを作り出す細菌のプラスミド（細胞の核にある遺伝子とは別の核の外にある遺伝子）を用いています。

目的とする遺伝子をつなげたベクターを、他の生物（例えばトウモロコシ）の細胞（宿主）に導入します。それによってトウモロコシにはできなかった、除草剤に強い遺伝子を作りだす蛋白質ができるようになり、生物の性質を変えることができます。

遺伝子を切ったりつなげたりするのに酵素が必要です。切るのが制限酵素、つなげるのが連結酵素といわれるものです。遺伝子のノリとハサミの役割を果たしています。種の壁を越えるためには、遺伝子だけを入れてもまったく働いてくれません。無理やり働かせなければいけません。そのために、導入した細胞が本来もっている遺伝子の影響を受けずに、独立して強く働くようにする遺伝子（プロモーター）が、導入する遺伝子（DNA供与体）の前につけられます。これ

遺伝子組み換え実験手技概念図

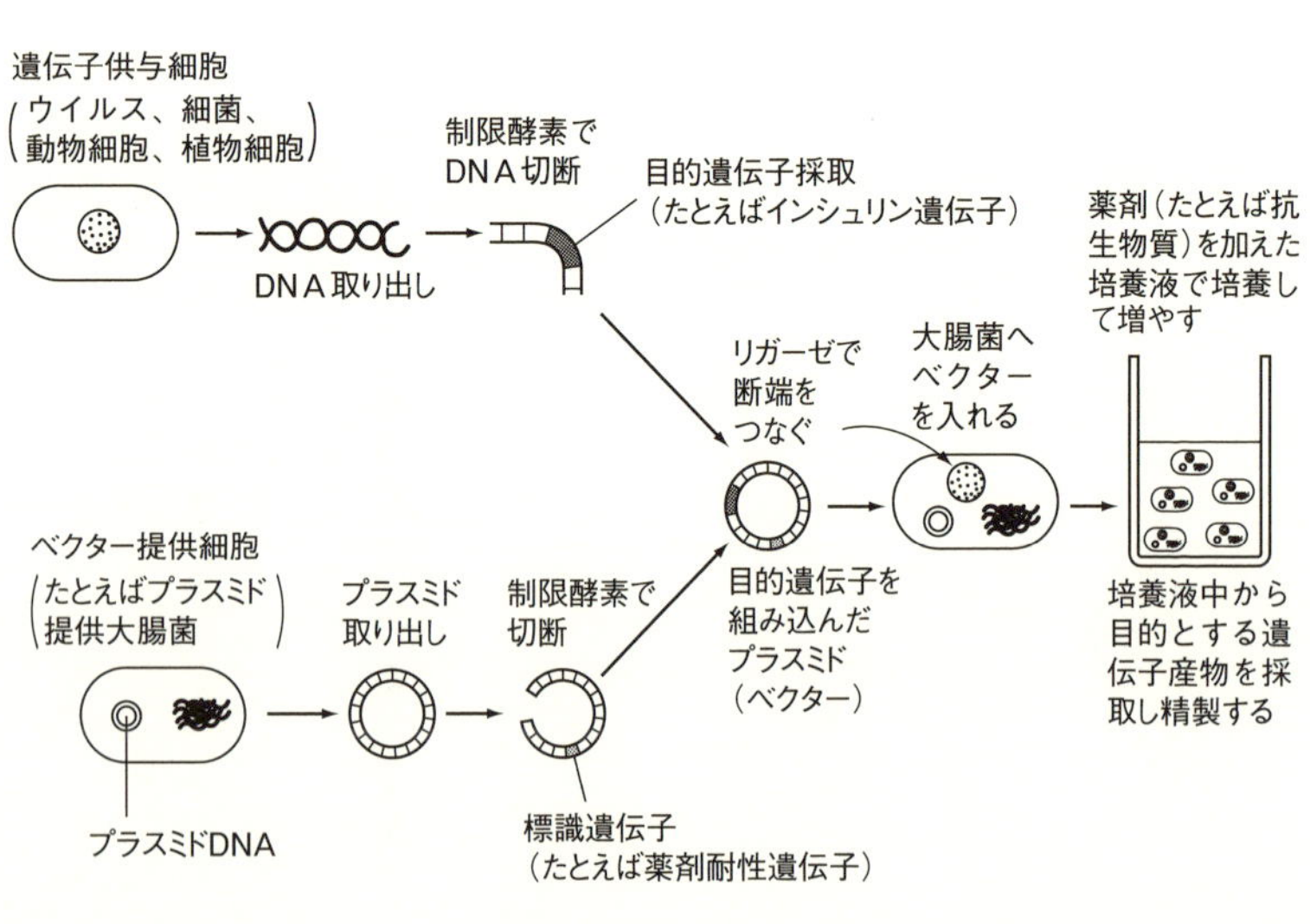

らの手段を用いて遺伝子組み換えが行われます。
最もポピュラーな遺伝子組み換えの方法は、宿主に大腸菌を用い、ベクターにプラスミド（核外遺伝子）を用いるものです。目的とする遺伝子（DNA供与体）を切り出し、プロモーターをくっつけて、プラスミドにつなげます。プラスミドは大腸菌を自由に出入りできるため、このような実験に大変好都合なのです。

その宿主である大腸菌の代わりに、トマトやジャガイモなどを用いたものが、遺伝子組み換え作物です。遺伝子組み換えによって、これまで自然界にはなかった生物ができます。それは生命の基本を操作するという、神の領域に人間が手をつけたことを意味します。はたしてこのようなことは、許されるのか。もし許されるとしたらどこまでの操作か。そのような線引きは、まだありません。

また、安全性や倫理面での議論は、研究者や企業、政府関係者以外の人がかかわったことはほとんどありません。一般市民・消費者はいつも議論の枠外に置かれていました。これまでも研究・開発を推進したい人たちによって、進められてきましたし、現在もそのままです。

遺伝子組み換えトマト

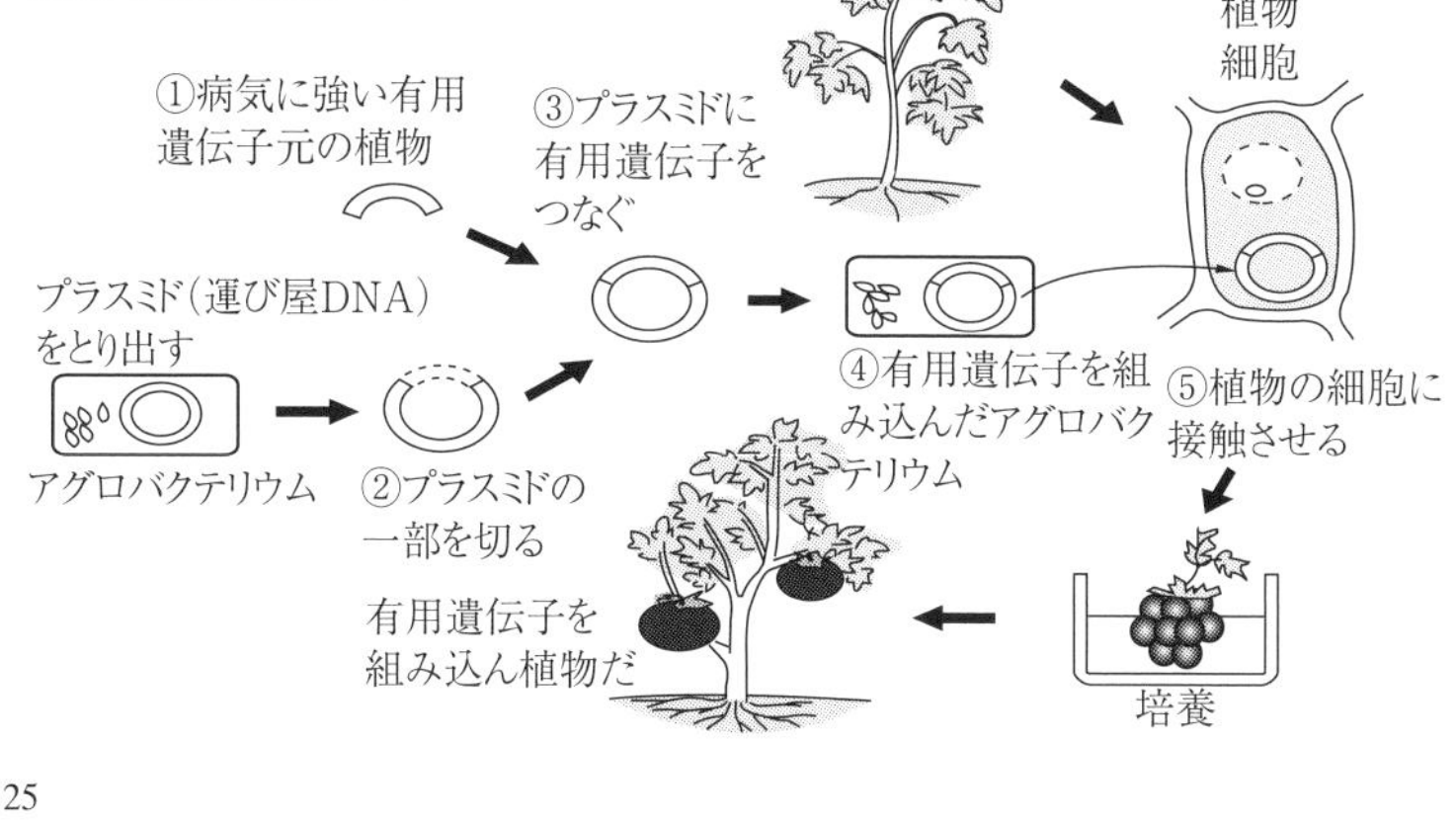

Q5 遺伝子組み換え食品って何ですか？

遺伝子組み換え食品は、遺伝子組み換え技術を用いて改造が行われた作物や動物、微生物などをもとにして、直接的、間接的に作られた食品のことですよね。

遺伝子組み換えとは、すでに述べましたように、種の壁を越えて異なる生物種の遺伝子を導入し、生物を遺伝的に改造する方法です。そのような技術を用いて開発された作物が「遺伝子組み換え作物」であり、それが食品になったのが「遺伝子組み換え食品」です。これまで自然界には存在しなかった作物ですし、これまで口にしたことがなかった食品です。

遺伝子組み換え食品の現状は、①日本人が米国などの作付国の人と並んで、世界で最も食べている、②食品としての安全性に疑問がある、③生態系（環境）に悪影響が出ている、④多国籍企業による種子独占（食料支配）をもたらしている、という四点に集約できます。

私たちの食卓には、いま、たくさんの遺伝子組み換え作物を原料にした食品が並んでいます。しかし、多くの消費者がその事実を知りません。なぜ、たくさん食べているといえるかというと、日本が世界で最も遺伝子組み換え作物を輸入している国の一つだからです。それは食料自給率が低く、遺伝子組み換え作物を多く栽培している米国・カナダ・ブラジル、オーストラリアへの依存度が高いためです。そのため、日本の消費者が、米国民などと並び、世界で最も遺伝子組み換え食品を食べていると思われます。

私たちの食卓にのぼってくる遺伝子組み換え食品は、作物としてはトウモロコシ、大豆、ナタネ、綿の四つです。いずれも大半が食用油か家畜の飼料となっています。また、その油を使ったマヨネーズやマーガリンなどが作られており、あるいは醤油やコーンスターチなど加工度の高い食品になっています。またコーンスターチからはブドウ糖果糖液糖などの異性化液糖、デキストリン、醸造用アルコールなど数多くの食材や添加物《てんかぶつ》が作られています。たとえば、「カラメル色素」「キシリトール」のように原料をトウモロコシに依存していると、いまほとんどのトウモロコシが米国からきており、そのほとんどが遺伝子組み換えですから、必然的に遺伝子組み換え食品添加物となります。それらの食品や添加物には表示がないため、

食品添加物

食品の製造過程で、加工や保存、着色、着香などを目的に加えられるもの。もともとは必要がなかったが、食品の工業化、スーパーやコンビニなどの増加による食品流通の変化、長距離輸送などが原因で増加してきた。

遺伝子組み換え作物が原料として使われ、多くの人がそれを知らずに食べているのです。

このように遺伝子組み換え作物は、多数の食品に用いられ、私たちは日常的に口にしているにもかかわらず、大半の消費者が遺伝子組み換え食品を食べている実感をもっていません。それは食用油や油製品を始め、表示義務のない食品があまりにも多いためです。それに対して加工度の低い豆腐や納豆、味噌などには食品に遺伝子組み換え大豆を使ったかどうかを表示する義務があるため、「遺伝子組み換えでない」大豆が用いられています。表示だけ見ると、私たちは遺伝子組み換え食品を食べていないように思います。しかし、それは違うのです。大半の消費者が、いま多種類で多量の遺伝子組み換え食品を知らずに食べているのです。

また、遺伝子組み換え技術を用いた「食品添加物」も多く使われています。たとえば、「調味料（アミノ酸等）」「ビタミンB_2」などがそれに当たります。さらには現在、遺伝子組み換え動物食品も登場しようとしています。最初に登場しそうなのが「巨大鮭」です。遺伝子組み換え食品の量も種類も増えています。

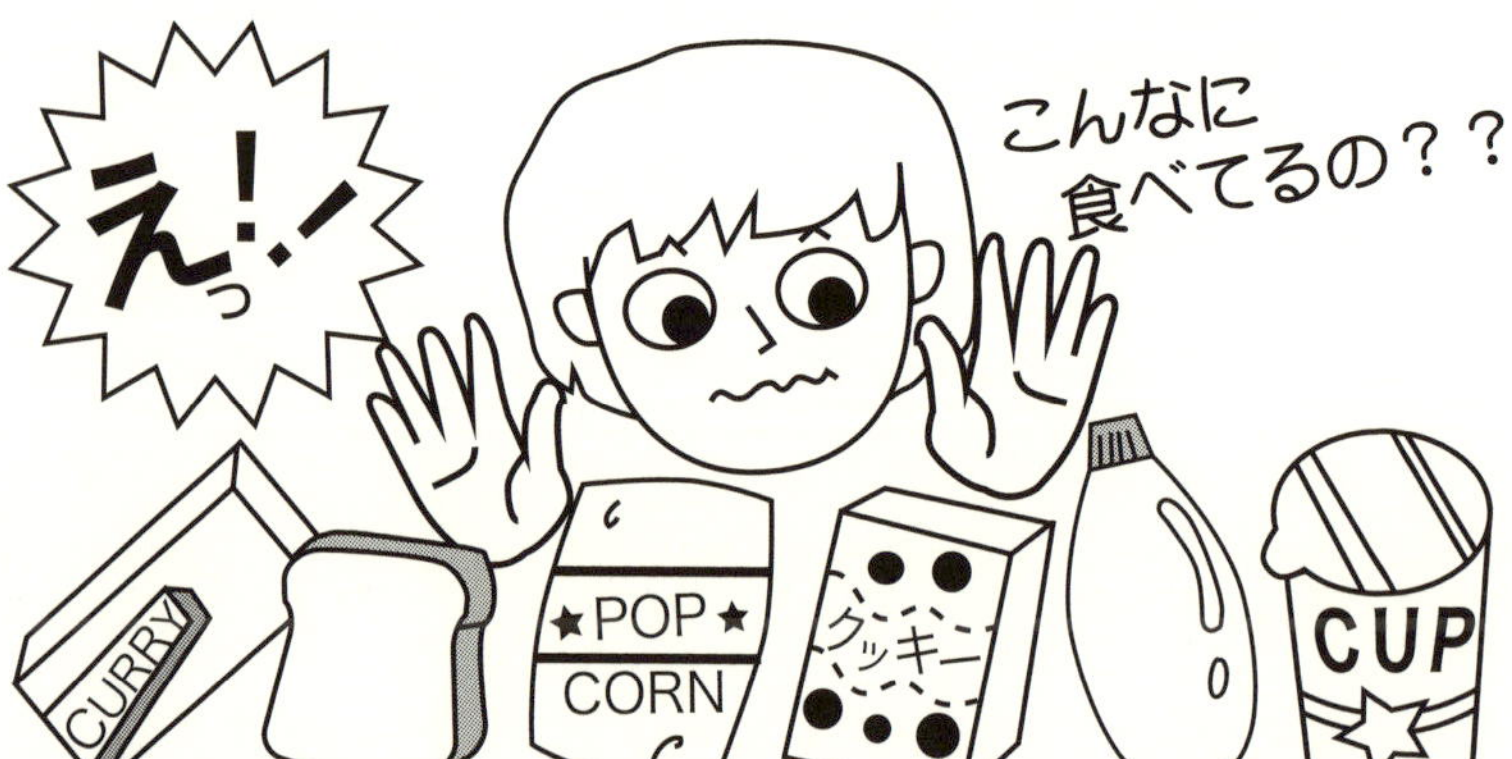

Q6 どのような遺伝子組み換え作物が開発されているのですか？

遺伝子組み換え作物には、どんなものがあるのですか？　世界では、主に大豆、トウモロコシ、綿、ナタネが栽培されていると聞いていますが。

現在、日本で流通している遺伝子組み換え作物は、おもにトウモロコシ、大豆、ナタネ、綿の四作物です。

そのほかにハワイ産パパイヤが少量出回ったことがありますが、これまでの調査では、米国系スーパー「コストコ」しか置かれず、現在は撤去されました。また、中国では違法状態ですが遺伝子組み換え稲が流通しています。まだ小麦は流通していませんが、稲とともに、遺伝子組み換え作物開発企業の次のターゲットになっています。

米国では、アルファルファとテンサイが栽培されており、すでに日本に入っている可能性があります。このアルファルファは、大半が家畜の飼料として用いられますが、健康ブームに乗って、生食《なま》の「もやし」として食

GM小麦汚染事件

二〇一三年五月二九日、米国農務省は、同国オレゴン州の農場から得られた小麦を検査したところ、モンサント社の除草剤耐性小麦であったと発表した。確認されたのは、モンサント社の除草剤耐性小麦で、二〇〇五年には同社は撤退を表明し、栽培試験を終了させていたものである。八年ぶりに見つかり、その間、市場に流れていた可能性が高い。オレゴン州は、小麦の一大生産地であり、その九割が輸出されており、日本にも入ってきている。日本や韓国など

べる人が増えています。テンサイは砂糖の原料です。またバイオエタノールの原料としても期待されており、この間のバイオ燃料ブームが引き金になって、栽培が広がる可能性もあります。この二つの作物に関しては、米国での環境影響評価をめぐって訴訟が起き、栽培が認められていないにもかかわらず、作付が行われていました。現在は農務省が栽培再開を認め、作付面積を広げています。

その他には、米国でジャガイモとカボチャ、カナダでリンゴ、中国でパパイヤ、ポプラ、トマト、ピーマン、バングラデシュでナスが栽培されています。

現在、遺伝子組み換え技術が作り出している作物の性質としては、主に除草剤に抵抗力を持った「除草剤耐性《たいせい》作物」、作物自体に殺虫能力を持たせた「殺虫性作物」の二種類が作られています。

除草剤耐性作物とは、ラウンドアップやバスタといった特定の除草剤に抵抗力をもたらした作物です。これらの除草剤は、植物をすべて根こそぎ枯らすため、それに対して耐性をもたせると、除草剤をまいた際に作物以外の雑草をすべて枯らすことができ、省力効果が大きいとされてきまし

は直ちに一時輸入を停止するなど、世界中に波紋が広がった。

た。後者は、作物自体に殺虫能力をもたせることで、殺虫剤をまかなくてすみ、これも省力効果が大きいとされてきました。現在、当初期待された省力効果が大きく減少しており、社会問題化しています。

殺虫性作物は、Ｂｔ菌という殺虫毒素をもつ細菌から殺虫毒素を作る遺伝子を取り出し作物に導入したもので、作物自体に殺虫能力を持たせたものです。米国ではこの作物自体が農薬登録されています。またＢｔ毒素を用いていることから、殺虫性トウモロコシを「Ｂｔコーン」あるいは「Ｂｔトウモロコシ」、殺虫性綿を「Ｂｔコットン」と言ったりします。

Ｂｔ菌

殺虫毒素を持つバクテリア（細菌）。とくに鱗翅目《りんしもく》と呼ばれるチョウやガの幼虫に対して毒性を発揮する。ドイツのチューリンゲンで発見されたため、バチルス・チューリンゲンシスと名付けられ、その頭文字をとってＢｔ菌と呼ばれている。

Q7 世界では、どの国で、どのくらい栽培されているのですか？　日本では？

現在、世界の農地の一〇％強も作付けされているそうですが、増えているのでしょうか。日本では作付されていませんが、試験栽培は行われているのですか。

二〇一五年の世界における遺伝子組み換え（GM）作物の栽培面積は一億七九七〇haで、全農地（一五～一六億ha）の一割強です。しかし、初めて前年の一億八一五〇万haを下回りました。これはISAAA（国際アグリバイオ事業団）が発表したもので、これまで右肩上がりで増えていた栽培面積が減少に転じたのです。この発表によると、一八〇〇万の農家が作付けしたとしていますが、その大半が中国とインドの小規模農家であり、中国六六〇万とインド七七〇万の農家が殺虫性（Bt）綿を一五三〇万ha作付けしました。Bt綿に関しては、アフリカではブルキナファソで栽培が大幅に減少し、スーダンで増えています。

作付け国は二八カ国で、最大が米国で七〇九〇万ha（前年七三一〇万ha）、続いてブラジルが四四二〇万ha（前年四二二〇万ha）、アルゼンチンが二四五〇万ha（前年二四三〇万ha）、インドが一一六〇万ha（前年一一六〇万ha）、カナダが一一〇〇万ha（前年一一六〇万ha）で、米国とカナダで減少しましたが、特に米国での減少が顕著です。

なぜ米国で減少したのでしょうか。その最大の理由が、バーモント州で始まったGM食品表示制度です。米国では二〇一二年ころから、消費者団体を中心にGM食品表示を求める運動が盛り上がってきました。その結果、二〇一六年七月一日から同州でGM食品表示制度が始まりました。人口わずか約六〇万人という小さな州で成立した法律ですが、全米から注目を集めてきました。というのは、バーモント州だけで流通している食品は少なく、影響は他の州にも拡大し、加えて表示を求める消費者運動に弾みをつけるからです。

そのためバイオ業界や食品業界は、バーモント州の

遺伝子組み換え作物の栽培面積推移

1996年	170万ha	2003年	6770万ha	2010年	1億4800万ha
1997年	1100万ha	2004年	8100万ha	2011年	1億6000万ha
1998年	2780万ha	2005年	9000万ha	2012年	1億7030万ha
1999年	3900万ha	2006年	1億0200万ha	2013年	1億7520万ha
2000年	4300万ha	2007年	1億1430万ha	2014年	1億8150万ha
2001年	5260万ha	2008年	1億2500万ha	2015年	1億7970万ha
2002年	5870万ha	2009年	1億3400万ha		

参考：参考・日本の国土の広さは3780万ヘクタール、世界の農地は約15～16億ha
出典）ISAAA（国際アグリバイオ事業団）以下同様

国別作付け面積

	2015年	2014年
米国	7090万ha	7310万ha
ブラジル	4420万ha	4220万ha
アルゼンチン	2450万ha	2430万ha
インド	1160万ha	1160万ha
カナダ	1100万ha	1160万ha
計	1億7970万ha	1億8150万ha

2015年の三大栽培国の総計は1億3960万ha

表示をなきものにしようと攻撃を加えてきました。最初は裁判を起こしましたが、敗訴しました。次に国家レベルで無効にしようという食品表示法案を連邦議会に提出し、成立を図ったのですが、これも成立しませんでした。しかし、その後も攻勢を強めており、予断は許されない状況です。

しかし、バーモント州で表示制度が初めて施行され、それを受けて米国大手食品メーカーのキャンベル・スープ社が、ＧＭＯフリー商品を展開するとともに、バーモント州だけでなく全国でＧＭＯ表示を行うことを明らかにしました。すでに製菓会社ハーシーが、二〇一五年末までに主力商品であるミルクチョコレートバーとキッスでＧＭＯフリーに切り替えることを宣言し、実行しました。その他にも多くの企業がＧＭ食品表示を開始し、しかも遺伝子組み換えでない原料への切り替えも進められるようになったのです。

それにしても米国、アルゼンチン、ブラジルの三大栽培国で一億三九六〇万haに達し、全体の約七七・七%を占め、栽培国は限定されていることに変わりありません。昨年新たに栽培国入りした国はベトナムでＧＭトウモロコシが栽培されました。

ＩＳＡＡＡ（国際アグリバイオ事業団）

遺伝子組み換え作物を推進するために、バイテク業界によって作られた国際的な非営利の組織。毎年、年次報告が出され、遺伝子組み換え作物の現状が報告されている。

二〇一五年の特徴としては、耐乾燥性トウモロコシが八一万ha作付けされたことが強調されています。またスタック品種と呼ばれる「除草剤耐性と殺虫性」など複数の性質を持たせたGM作物が五八五〇万ha作付けされ、全体の三三％に達したとされていますが、詳細は発表されていません。

その他では、新たな技術として、ゲノム編集技術を用いて開発された除草剤耐性ナタネの栽培が始まったこと、RNA干渉技術を用いて開発されたアクリルアミド低減ジャガイモの栽培が始まったことが述べられています。また、変色しないリンゴや成長が早い鮭が承認されたことも強調されています。他方でカナダでのキャノーラの栽培が二三％減少したこともあげられています。

また、フィリピンでは最高裁が二〇一五年一二月八日、現在政府がとっているGM作物の規制が最低限の安全要件を満たしていないとして、二〇〇二年に出した行政命令第八号の無効を宣言し、GMナスの試験栽培の禁止とともに、GM作物の承認の一時停止を命じました。当時、同国ではこの行政命令に基づいてGMトウモロコシが八〇万ha栽培されており、全ト

RNA干渉技術

RNA干渉技術とは、dsRNA（二本鎖RNA）を用いて、遺伝子の発現を止める技術のこと。通常、RNAは一本鎖だが、自然界でも時々、二本鎖のRNAが出現するときがある。それは何らかの理由で遺伝子の働きを止めたい時に出現する。その原理を応用したもので、意図的に二本鎖にしたもの。しかし遺伝子の働きを阻害するものだけに、dsRNAの拡散は植物に劣化などの問題を引き起こすと、科学者は警告を発している。

各国の遺伝子組み換え作物の栽培作物

米国	トウモロコシ、大豆、綿、ナタネ、テンサイ、アルファルファ、パパイヤ、カボチャ、リンゴ
ブラジル	大豆、トウモロコシ、綿
アルゼンチン	大豆、トウモロコシ、綿
インド	綿
カナダ	ナタネ、トウモロコシ、大豆、テンサイ、リンゴ、鮭
中国	綿、パパイヤ、ポプラ、トマト、ピーマン
パラグアイ	大豆、トウモロコシ、綿
パキスタン	綿
南アフリカ	トウモロコシ、大豆、綿
ウルグアイ	大豆、トウモロコシ
ボリビア	大豆
フィリピン	トウモロコシ（最高裁が停止命令）
オーストラリア	綿、ナタネ
ブルキナファソ	綿（大幅減少）
ミャンマー	綿
メキシコ	綿、大豆
スペイン	トウモロコシ
コロンビア	綿、大豆
スーダン	綿
ホンジュラス	トウモロコシ
チリ	トウモロコシ、大豆、ナタネ
ポルトガル	トウモロコシ
キューバ	トウモロコシ
チェコ	トウモロコシ
ルーマニア	トウモロコシ
スロバキア	トウモロコシ
コスタリカ	綿、大豆（撤退を決める）
バングラデシュ	ナス（成果上がらず）
ベトナム	トウモロコシ（2015年から栽培開始）

出典・ISAAAに加筆

2013年の作物別栽培面積

	2013年の世界全体の作付面積	遺伝子組み換え品種の作付面積
大豆	10,700万ha	8,450万ha（79%）
トウモロコシ	17,900万ha	5,740万ha（32%）
綿	3,400万ha	2,390万ha（70%）
ナタネ	3,400万ha	820万ha（24%）
計	3億5400万ha	1億7400万ha

ウモロコシ畑の約七〇%を占めています。また国際稲研究所ではゴールデンライスが試験栽培されてきており、アジアでの開発の中心になってきました。この行政命令無効は、同国がこれまでに担ってきたGM作物栽培や試験栽培の中心地としての役割を否定したことになります。政府は、この事態への対処を急いでおり、農業省、環境及び天然資源省、厚生省、内務省が共同で、行政命令第八号にかわる新しい原案作成を行っているところです。

　また、二〇一四年一一月にコスタリカ最高裁憲法室が、GM作物栽培は憲法違反であることを認め、栽培認可を取り消す判決を下しました。同国ではグアナカステ州を中心にGMトウモロコシなどの栽培が行われていましが、市民団体が、この栽培認可の過程で憲法違反があったとして、政府を訴えていた件でそれを認め、同国議会もそれを受けて栽培を禁止し、同国は非栽培国となりました。

　その他にも栽培国ではないのですが、一大輸入国である台湾の動きが注目されます。二〇一五年一二月一四日、台湾の国会に当たる立法院院会が、学校衛生法の改正案を可決・成立させたのです。この改正により、学校給食でＧＭ生鮮食品や一次加工食品の使用が禁止されました。その理由は、子どもたちの健康に悪影響が及ぶのを防ぐためだといいます。文部大臣の呉思華は、地元産の農産物などを優先する学校を支援するためだと述べています。

日本では、商業栽培は行われていませんが、試験栽培が実施されています。モンサント社など多国籍企業は、自社の圃場で試験栽培を行っており、農研機構など日本の研究機関は茨城県つくば市にある農業生物資源研究所などの圃場で、稲を中心に栽培試験を行っています。

Q8 どのような企業が開発しているのですか？

バイテク企業と呼ばれている、遺伝子組み換え種子を開発し、販売しているのはどんな企業なのですか？　世界的な大企業だと聞いているのですが。

遺伝子組み換え種子は、米国モンサント社の独占状態です。世界の種子の二七％を支配し、世界の大豆の八〇％近くを支配しています。これに米デュポン、スイス・シンジェンタ、独バイエル・クロップサイエンス社を加えたバイテク企業四社によって、世界の種子の五六％が支配されています。種子を独占し、食料を独占するための遺伝子組み換え作物であることが、鮮明になりました。なぜ、このような独占が可能になったかというと、遺伝子が特許になるからで、他社の参入を容易に排除できるからです。しかも、種子企業の買収を進め、種子販売も独占的に行えるようにしました。

このようにモンサント社の一人勝ちですが、それを後押ししているの

モンサント社

遺伝子組み換え種子の市場をほぼ独占し、また世界の種子市場の約三割を支配する多国籍企業。本社は米国ミズーリ州セントルイスにある。ベトナム戦争で用いられた枯葉剤を最も多く生産していたなどの歴史を持つ。『遺伝子組み換え企業の脅威』（緑風出版）に詳しい。

遺伝子特許

二〇一三年六月一三日、米国連邦最高裁は、遺伝子特許について、自然のままに存在する遺伝子を特許に

が、米国政府の食料戦略であり、その資金源となっているのがマイクロソフト社の巨額の儲《もう》けを基盤に作られたビル＆メリンダ・ゲイツ財団（略称ビル・ゲイツ財団）です。同財団が二〇一一年一〇月に新しい報告書を発表しました。それによると、二〇〇五〜二〇一一年にかけて拠出した助成金の四〇％以上がＧＭ作物に割り当てられたことが示されました。同財団はまた、二〇一〇年にはモンサント社の株を五〇万株購入しており、同社と一体で売り込みを進める態勢が強化されました。

米国では、新たな問題として「食品安全近代化法」が登場しています。これは「多国籍企業のための法律」とも言われています。もともとは食の安全を守るのが目的で作られた法律のはずなのです。二〇一一年一一月三〇日に上院が可決し、大統領の署名を得て成立したものです。この法律は、ＦＤＡ（食品医薬品局）の権限を強化して、食品の安全性を守ろうというものですが、ＦＤＡの権限が農家にまで及ぶことから、批判が強まりました。またこの法律が、多国籍企業の種子支配をいっそう容易にする可能性も指摘されました。というのは、食品の定義の中にナタネ、大豆、トウモロコシのような「食品となる種子」が入っており、自家採種や、地域

することは認められない、という判決を下した。遺伝性の乳がんや卵巣がんの遺伝子をめぐって起こされた裁判でのことである。遺伝子を検査することで、将来、乳がんや卵巣がんになりやすいことが分かるため、遺伝子診断が普及してきた。最近でも、女優のアンジェリーナ・ジョリーさんが将来、乳がんになる可能性が高いとして、予防的に乳房を切除する手術を受け、話題になった。しかし、特許とは本来、工業製品の発明品に対して与えられる権利である。その特許の考え方から言って、自然に存在する遺伝子を特許にすることはおかしい、しかも検査のたびに特許権を持つ企業に高額の特許料を支払うことになり、問題視されてきた。こうして裁判が起こされた。

で採取された種子を扱う種子洗浄業者が、管理の対象に組み入れられたからです。種子洗浄業者が「食品の安全」を口実に仕事を失うと、自家採種や地域での採種ができなくなり、モンサント社などの多国籍遺伝子組み換え種子企業から種子を買わざるを得なくなります。多国籍企業のための法律と呼ばれるのは、このような事情からです。

　幸い日本では遺伝子組み換え種子は販売されていませんが、TPP（環太平洋経済連携協定）によって稲や小麦の開発に弾みがつくと、日本での作付の可能性も強まってきます（Q31参照）。

バイテク企業による種子支配・食料支配の実態
世界の種子企業トップ10（100万ドル、2009年）

1	モンサント（米国）	7297（27%）
2	デュポン（米国）	4641（17%）
3	シンジェンタ（スイス）	2564（9%）
4	グループ・リマグレン（仏）	1252（5%）
5	ランド・オ・レイクス（米国）	1100（4%）
6	KWS AG（独）	997（4%）
7	バイエル・クロップサイエンス（独）	700（3%）
8	ダウ・アグロサイエンス	635（2%）
9	サカタのタネ（日本）	491（2%）
10	DLF トリフォ リューム（デンマーク）	385（1%）

出典）ETC Group

種子洗浄業者

　種子生産者は、農家に種子生産を委託して生産された種子を洗浄して、種子に付着したカビや細菌などを落としてから販売する。その洗浄を仕事にしている業者。

Q9 どのような性質の遺伝子組み換え作物が作られているのですか?

遺伝子組み換え作物には、どんな性質をもったものが作られているのですか? 除草剤耐性や殺虫性がある商品があると聞きましたが、他にもあるのですか?

遺伝子組み換えがもたらす性質は、何でも枯らす強い除草剤に抵抗力をもつ「除草剤耐性作物」と、殺虫毒素が作物の中でできる「殺虫性作物」の二種類と、この二つの性質を組み合わせた品種が大半です。

除草剤耐性作物とは、ラウンドアップやバスタといった特定の除草剤に抵抗力をもたせた作物です。これらの除草剤は、植物をすべて根こそぎ枯らすため、それに対して耐性をもたせると、除草剤をまいた際に作物以外の雑草をすべて枯らすことができ、省力効果が大きいとされてきました。後者は、作物自体に殺虫能力をもたせることで、殺虫剤をまかなくてすみ、これも省力効果が大きいとされてきました。

殺虫性作物は、Ｂｔ菌という殺虫毒素をもつ細菌から殺虫毒素を作る遺伝子を取り出し作物に導入したもので、作物自体に殺虫能力を持たせたものです。米国ではこの作物自体が農薬登録されています。またＢｔ毒素を用いていることから、殺虫性トウモロコシを「Ｂｔコーン」と言うことは、すでに述べました。以上のように、これまで開発されてきた作物は、省力化・コストダウンが目的です。

その他にもいくつかの性質があります。パパイヤは、パパイヤ・リングスポット病と呼ばれるウイルス病に抵抗力を持たせたものです。さらには、いま市場化が進められている鮭は、成長スピードを速めたものです。サントリーが開発したカーネーションやバラは、それまでそれらの花が持っていなかった青い色を咲かせるものです。またリンゴは、皮をむいた際に変色しないようにしたものです。しかし、遺伝子組み換えがもたらす性質は、それほど広がっていません。

遺伝子組み換え作物は、開発が始まってから三〇年以上が経過しています。さまざまな種類の性質や作物が対象となってきましたが、ほとんど成功しませんでした。収量が増える、美味しくする、栄養価を高めるなどはことごとく失敗しています。なぜでしょうか。それは遺伝子組み換え技術

パパイヤ・リングスポット病
パパイヤ・リングスポット・ウイルスが引き起こす病気で、黒い斑点ができることからこの名がつけられた。

そのものが原因だからです。

生命体を操作することは、その生命体に大変な負担を強いることになります。また生命の複雑な仕組みに介入するため、思いがけない問題が起きたりします。そのためうまくいかないのです。

除草剤耐性や殺虫性という性質は、きわめて単純であり、粗っぽいものです。そのためそのような性質を作物にもたらすことができました。しかしその分、作物に負担をかけているのです。現在、これらの作物をめぐっては、さまざまな問題が起きています。

2011年の性質別作付け面積

除草剤耐性	9390万ha（59%）
殺虫性	2390万ha（15%）
除草剤耐性＋殺虫性	4220万ha（26%）
その他	わずか
計	1億6000万ha

Q10 環境への影響では、どんな問題が明らかになったのですか？

遺伝子組み換え作物がもたらす環境への影響はどんなものがありますか？　自然には存在しない作物なので、その影響が大きいのではないかと心配です。

遺伝子組み換え作物は、これまで自然界にはなかった作物です。そのため作付されるとともに生態系に異変が生じ始めました。現在深刻な問題になっているのが、除草剤で枯れない耐性雑草の広がりと、殺虫毒素で死なない耐性害虫の広がりです。

除草剤耐性作物は、除草剤を撒《ま》いた際に作物だけ生き残るため、省力化・コストダウンになるというのが売り文句でした。しかし、最近は、その強い除草剤に抵抗力を持った雑草がはびこり、手に負えなくなってきています。また、殺虫性作物は、作物自体に殺虫毒素ができるため、害虫が死ぬか寄りつかなくなり、これも省力化・コストダウンになるというのが売り文句でした。しかし、その殺虫毒素で影響を受けない害虫がはびこり、手に負えなくなってきました。

その結果、遺伝子組み換え作物の省力化・コストダウン効果はマイナスに転じ、費用がかかり、手間がかかり、農薬が増加する悪循環に陥りはじめています。本来は不必要だったはずの農薬の使用量が増えたことで、生物多様性の減少、昆虫や鳥、小動物など野生生物の減少など生態系の変化が指摘されています。

また殺虫性作物では、新たな害虫が出現したり、これまでは問題にならなかった昆虫が害虫化するなどの現象が起きていることが中国、インドなどで報告されています。このように耐性害虫が広がったり、生態系に変化が起きるなど、問題点が累積したため、米環境保護局が殺虫性作物の効力低下を認めるまでになりました。

次のような影響も出ています。除草剤耐性作物に用いる除草剤が、蝶の幼虫が好んで食べるトウワタを枯らし激減させたため、その影響で蝶が大幅に減少していることも明らかになりました。減少が確認されたのは、オオカバマダラです。この蝶は、メキシコの森林にあるコロニー一カ所に集まり、米国を縦断する二〇〇〇キロの旅を行い、またこの森林に戻ってく

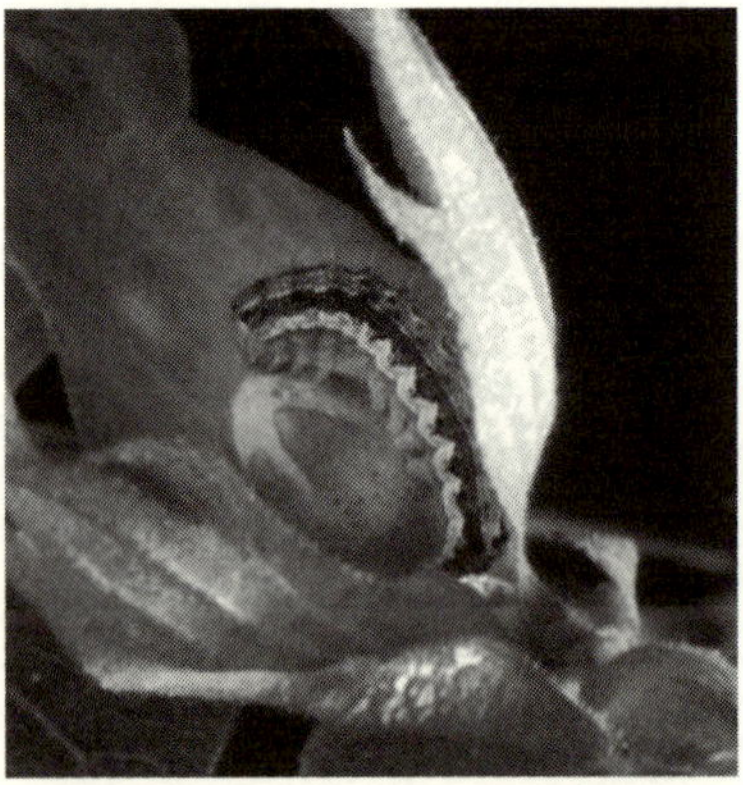

米国に出現したスーパー害虫（提供・米国食品安全センター）

る蝶として有名です。そのメキシコのコロニーの面積が、一九九〇年代の九haから、二〇〇九年には五haに減少していることが判明しました。さらに二〇一二年末に行われたカンザス大学の調査では、一・一九haにまで減少していました。蝶は一haに五〇〇〇万匹いると見られているため、大量の減少です。

殺虫性作物がもたらす、標的以外の昆虫への影響も報告が相次いでいます。インディアナ大学の研究者が、殺虫性トウモロコシが水系の生態系に有害だとする研究結果をまとめました。それは殺虫性トウモロコシの花粉などが河川に流入して、水生昆虫のトビケラの成長率が半減以下となる成長阻害が起き、死亡率が高くなると指摘したものです。これまで殺虫性作物がもたらす生態系への影響の中で、水生昆虫で調査されてきたのは、ミジンコだけでした。トビケラは、魚や両生類などのエサとなるため、研究者は、生態系に大きな影響がでかねないと指摘しています。

除草剤で枯れなくなった雑草のことを「スーパー雑草」といいます。米国では、このスーパー雑草が広がり、米国雑草科学協会は除草剤耐性雑草が二一種類になったと報告、その後も耐性雑草の拡大は止まりません。一

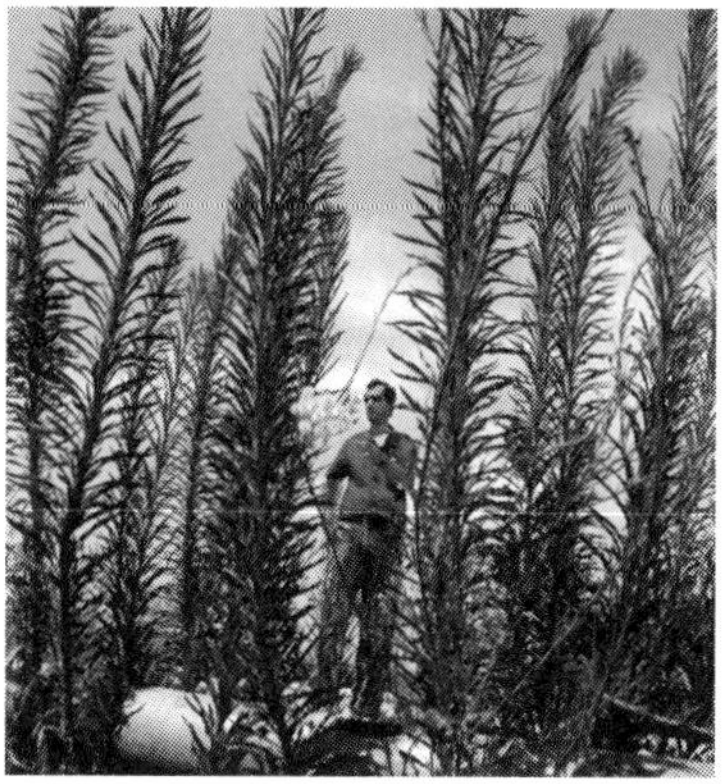

米国に出現したスーパー雑草（提供・米国食品安全センター）

九九六年〜二〇一一年の間に四億四〇〇万ポンド（一八万三〇〇〇トン）も農薬の使用量が増加しており、除草剤だけを見ると五億二七〇〇万ポンド（二三万九〇〇〇トン）増加しています（ベンブルック報告）。このような事態を受けて、全米研究評議会は、ＧＭ作物の有効性が失われつつある、と警告を発しています。

この対策として遺伝子組み換え企業が開発したのが、除草剤耐性と殺虫毒素を作る遺伝子をひとつの種子に一度に八種類も導入した「スマートスタック」と呼ばれる品種です。抗生物質での耐性菌対策として複数の抗生物質を同時に用いた結果、多剤耐性菌が登場しましたが、それと同じ道をたどり始めたといえます。

スマートスタック（Smart Stax）
モンサント社とダウ・アグロサイエンス社が開発した、除草剤耐性の遺伝子と殺虫毒素を作る遺伝子を一度に八種類も導入したトウモロコシの品種。スタックとは、遺伝子組み換え作物同士を通常の掛け合わせで交配した品種のこと。

ベンブルック報告
ワシントン州立大学のチャールズ・ベンブルックの論文で、「Environmental Sciences Europe」誌に掲載された。

コラム②

遺伝子組み換え作物が新種の微生物を作り出した

除草剤ラウンドアップの多用、またはラウンドアップに抵抗力を持たせた遺伝子組み換え作物のラウンドアップ・レディ（RR）品種によって、新種の微生物が出現しており、家畜の不妊や自然流産を引き起こしている可能性があると、米パーデュー大学名誉教授ドン・M・ヒューバー（植物病理学、生物兵器、疾病等を専門とする）が警告を発しました。そして、ラウンドアップ作物の規制撤廃を即刻中止するよう求める書簡を農務大臣あてに送りました。

この微生物は電子顕微鏡（三万六〇〇〇X）でしか見えない病原体で、すでに広範に広がっているということです。ヒューバーはこの微生物を「顕微鏡の病原体」と名付けており、動植物（おそらく人間も）の健康に有害な影響を与える可能性があると指摘しています。RR品種の大豆やトウモロコシ製品に高濃度で含まれているため、RR遺伝子または除草剤ラウンドアップとの関連が疑われるといいます。

植物では、収穫を減らす原因になっている二種類の病気（大豆の突然死症候群（SDS）とトウモロコシの立ち枯れ病）にかかった植物から、この微生物が多量に検出されています。

動物では、自然流産や不妊になった多種の家畜の体内にこの微生物が存在することが確認されており、臨床実験でも流産を引き起こすことが確認されています。この間、高濃度の微生物に汚染された小麦飼料を与えられていた、妊娠した雌牛一〇〇〇頭のうち四五〇頭が流産し、汚染のなかった同時期に牧草を与えられていた雌牛一〇〇〇頭では一頭も流産しなかった、というデータもあるというのです。

原因や拡散状況、影響などが突き止められていない現状では、少なくとも十分なデータが得られるまで、農務省は除草剤耐性の遺伝子組み換え作物に対する規制を緩《ゆる》めるべきではない、と同教授は訴えています。

遺伝子組み換え作物の拡大は、さまざまな予期しない問題を引き起こすことがかねてから指摘されていました。とくに問題となるのが、予期しない生物の誕生によって引き起こされるバイオハザードです。今回指摘された、この新たな微生物の出現は、遺伝子組み換え技術の未来を暗示しているようです。(『ロスアンゼルス・タイムス』二〇一一年四月二日ほか)

プロブレムQ&A

II

遺伝子組み換え種子・添加物・動物

Q11 日本でも遺伝子組み換え種子による汚染が広がっているって本当ですか？

日本でも遺伝子組み換え種子による汚染が広がっていると聞きましたが、実際にはどうなのですか？　商業栽培が行われていなくても、影響があるのですか？

日本では、遺伝子組み換え作物が自生《じせい》し、それが原因で汚染が拡大してきました。現在、日本で遺伝子組み換え作物の商業栽培は行われていません。しかし、輸入した作物がこぼれ落ち、自生が拡大しています。現在、日本が入っている遺伝子組み換え作物は、トウモロコシ、大豆、綿実、ナタネの四作物で、主に食用油や飼料目的で輸入されています。そのため輸入の形態はすべて種子であり、こぼれ落ちるなど、環境中に撒《ま》かれると自生します。遺伝子組み換え作物の輸入が始まってから二〇年以上が経ちましたが、年々繰り返される汚染によって、自生が広がっています。

カナダでは一九九六年から遺伝子組み換えナタネの栽培が始まり、年々作付け面積を拡大し、汚染が広がり、二〇一四年での全ナタネ畑の九五

%が遺伝子組み換えになってしまいました。そのカナダでは、ナタネというとほとんどがカノーラと呼ばれる品種です。カナダ産ナタネはその多くが、鹿島港や四日市港などの輸入港で荷揚げされ、トラックに積み込まれナタネ油製造工場へと運ばれていきます。倉庫の出し入れの際、トラックへの積み込み・積み降ろし、輸送の際に、種子はこぼれ落ち、自生し始めました。その種子が成長して花を咲かせています。花が咲くと花粉が飛散して次の世代をつくります。このように、日本全国にGMナタネの汚染が広がり始めたのです。

カナダでの遺伝子組み換えカノーラは、すべて除草剤耐性で、除草剤ラウンドアップ耐性の品種（モンサント社）と除草剤バスタ耐性の品種（バイエル・クロップサイエンス社）がほぼ半数ずつを占めてきましたが、最近ではバスタ耐性が増加しているようです。在来のナタネにはエルシン酸が多く食品に適さない、というのがカナダ産カノーラに市場を席巻《せっけん》された理由のひとつでした。現在、日本でつくられている在来のナタネは、品種を改良してエルシン酸を少なくしたものになっています。

カナダから入ってくるカノーラの中の遺伝子組み換え品種の割合が増え

エルシン酸

エルカ酸ともいい、一価不飽和のオメガ9脂肪酸である。エルシン酸を多量に摂取すると心臓によくないといわれ、日本のナタネには多く含まれていたため、ナタネ油はカナダ産カノーラに席巻された。カノーラはオレイン酸が主成分である。しかし、日本の在来のナタネも今はエルシン酸の含まれないものに変わっている。

つづけた結果、最近では自生しているカノーラの多くが遺伝子組み換え品種です。その遺伝子組み換えナタネの自生が広がり、カラシナや在来のナタネだけでなく、ブロッコリーやハタザオガラシ、イヌカキネガラシといった雑草との交雑種《こうざっしゅ》と思われるものも見つかるようになり、このまま汚染が拡大すれば農家の畑にまで汚染がおよび、食品に入ってくる可能性も強まってきました。

遺伝子組み換えナタネの自生が最初に報告されたのは、二〇〇四年六月二九日のことでした。発表したのは農水省で、茨城県鹿島港周辺の調査報告でした。同報告は、農水省の委託を受けて、財団法人・自然環境研究センターなどが二〇〇二年と二〇〇三年、二年間かけて行った調査結果で、鹿島港の周辺で遺伝子組み換えナタネの自生が確認されたというものでした。

その後も農水省や環境省によって調査が繰り返し行われ、ナタネが入ってくる港周辺での遺伝子組み換えナタネ自生が確認されてきました。このような事態は輸入開始の当初から想定されていたことです。輸入されている主要遺伝子組み換え作物は、すべて種子の形で日本に入ってきます。そ

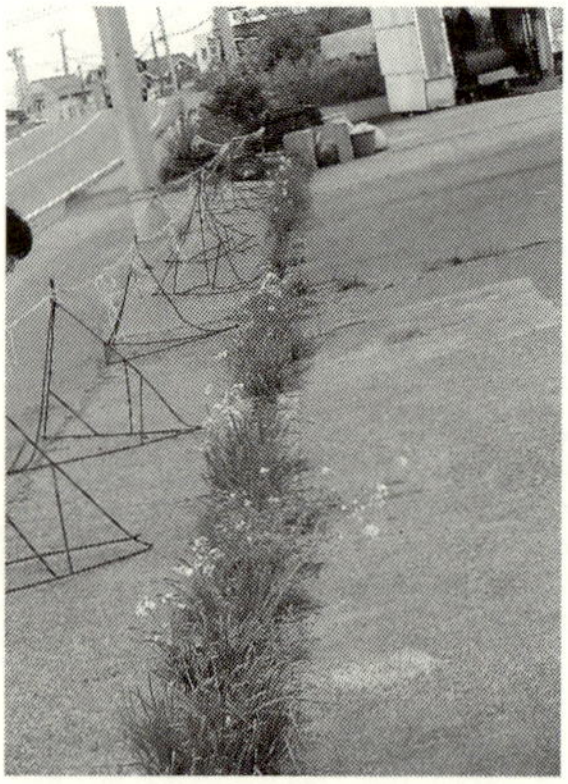

自生するナタネの多くがGMナタネになっている（鹿島港近辺）

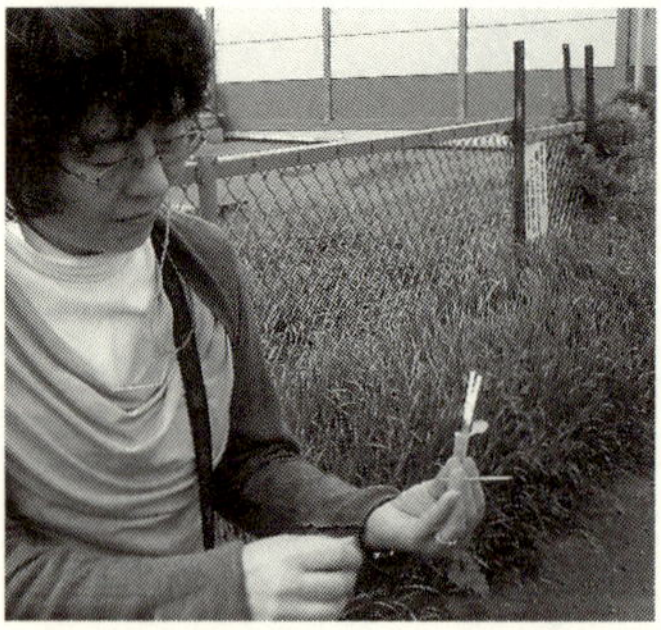

検査キットを用いた1次検査を行っているところ

のためこぼれ落ちれば自生します。そのため自生はナタネだけではありません。鹿島港や清水港周辺では、大豆やトウモロコシの自生も確認されています。韓国では綿の自生も確認されています。

政府による調査は、港の周辺に限定されているため、汚染の拡大を調査するものにはなっていません。そこで二〇〇四年に市民団体の「遺伝子組み換え食品いらない！キャンペーン」が呼びかけ、市民自身による全国調査が提案され、二〇〇五年春から実施されてきました。

調査箇所は、主にカナダからのナタネが入る港と食用油工場、その港と食用油工場を結ぶ道路沿いの、点と点を線で結んだところですが、同時に、住宅街など、参加者が気付いた身近な場所にまで広がりました。

二〇〇六年には、ラウンドアップとバスタの二つの除草剤に耐性を持つものが見つかりました。開発した企業が異なるため、そのような品種は存在せず、どこかで交雑が起きたと思われます。

二〇〇七年には、三重県を毎年調査している市民団体の「遺伝子組み換え食品を考える中部の会（中部の会）」が、遺伝子組み換えナタネの多年草化という現象が起きていることを確認しました。寒冷のカナダでは、ナタ

六　**遺伝子組み換え食品いらない！キャンペーン**
連絡先・東京都新宿区西早稲田一―九―一九―二〇七　日本消費者連盟内　電話〇三―五一五五―四七五五

七　**遺伝子組み換え食品を考える中部の会**
連絡先・愛知県名古屋市東区葵一―一四―三　食と環境の未来ネット気付　電話〇五二―九三七―四八一

ネは越年が困難ですが、暖かい日本では越年して何年にもわたって生きつづけ、樹木のように大きくなっています。こうなると毎年花粉をまきつづけることになり、生態系への影響はより深刻です。

二〇〇八年には初めて、中部の会によって四日市で遺伝子組み換えナタネとカラシナとの交雑種が初めて確認され、二〇〇九年には、ブロッコリーとの交雑種が見つかりました。さらに二〇一〇年には、三重県でハタザオガラシと思われる雑草との交雑種が見つかりました。その後、イヌカキネガラシとの交雑種と思われるものも見つかっており、汚染拡大はとどまるところを知りません。

そして二〇一一年には、初めて、一次検査で陰性でも二次検査で陽性のものが見つかりました。「隠れ遺伝子組み換えナタネ」と表現しましたが、これまでとは違った問題です。原因究明と検査方法の見直しが必要になりました。そのため二〇一二年には、高木基金からの助成を受けて、博多港、四日市港、鹿島港といった汚染のひどい場所周辺で、一次検査では陰性のものを収集して二次検査に回し、遺伝子を検査する「隠れ遺伝子組み換えナタネ調査」を行いました。その結果、博多港と四日市港で隠れGM

一次検査と二次検査

遺伝子組み換えナタネかどうかを検査する方法として、一次検査では簡易キットも用いて蛋白質（除草剤耐性の性質）を見るのに対して、二次検査ではPCR法を用いて組み換え遺伝子の存在を見て判定している。

高木基金

高木仁三郎氏の遺言により、市民科学者の育成のために設立されたもので、正式には「高木仁三郎市民科学基金」という。数多くの市民による調査活動などに助成をおこなってきており、とくに福島第一原発事故後は、その存在感を強めているナタネが発見されました。また、この二〇一五年の第十一回目の全国調査では、調査地点を絞ったことから、総検体数は九四七、調査した都道府県数は三八でした。五二検体（一一府県）で陽性反応を示し、毎年、汚染の拡大に驚かされてきました。

以上のことから、次のようなことが言えると思います。

(1)　一一年間にわたる調査で、遺伝子組み換えナタネの自生が広がっていることを確認しましたが、年々汚染はひどくなっています。輸入港、食用油工場、輸送経路では自生が当たり前になっていました。さらにそれ以外のところにも広がっており、その原因は不明です。

(2)　飼料工場の近辺でも、複数カ所で遺伝子組み換えナタネの自生が確認されました。油粕を用いるため、自生はあり得ないと考えられていたところです。

(3)　カラシナや在来のナタネなどとの交雑に加えて、他のアブラナ科の植物との交雑も起きており、このまま放置すると取り返しがつかない状況になりかねません。また、生物多様性への影響が懸念され、生態系を通して食品への混入の可能性も近づいたといえます。

2012年隠れGMナタネ調査結果

都道府県	調査場所	検体数	陽性		陰性
			ＲＲ	LL	
福岡県	博多港（3月13日）	6	2	0	4
福岡県	博多港（7月8日）	3	1	1	1
三重県	国道23号線沿い（5月20日）	11	3	1	7
三重県	国道23号線沿い（11月18日）	5	0	0	5
茨城県	鹿島港周辺（4月4日）	11	0	0	11
	合計	36	6	2	28

この調査は一次検査で陰性の検体を用い二次検査したものです。検査に当たっては、高木基金の助成を得ました。

(4) 今後は、大豆やトウモロコシの調査も必要ですが、遺伝子組み換え品種の種類が多いため、市民による調査では限界があり、公的な機関による調査が必要です。

(5) 現在対策としては、市民や企業による引き抜きや清掃に依存しているのが現状です。国や自治体の放置したままの姿勢が問われているといえます。

(6) 抜本的には、遺伝子組み換え品種が大半を占めるカナダからの輸入を停止することが望ましく、非遺伝子組み換え品種の生産を維持してきたオーストラリアでも遺伝子組み換えナタネの作付けが始まり、国産の増産に努めることが必要になってきています。

この調査は世界的にも大きな反響をもたらしました。遺伝子組み換え作物を栽培しなくても、輸入すれば汚染が起きることを明らかにし、汚染調査がスイスなど世界各国で行われるようになったからです。

2015年GMナタネ自生全国調査の結果

調査都道府県	採取数		陽性	
		RR	LL	RR+LL
青森県	15	3	0	0
宮城県	33	3	0	0
茨城県	30	0	2	0
千葉県	73	3	8	2
神奈川県	42	1	2	0
長野県	39	0	1	0
愛知県	15	1	2	0
大阪府	62	0	1	0
兵庫県	33	2	3	0
岡山県	15	2	1	0
福岡県	52	5	10	0
その他27道府県	538	0	0	0
38都道府県総計	947	20	30	2
				計52

遺伝子組み換え食品いらない！キャンペーンまとめ、そのほかに遺伝子組み換え食品を考える中部の会、農民連食品分析センターがそれぞれ独自の調査を行っている

Q12 遺伝子組み換え汚染が、農家などに経済的損失をもたらしている？

遺伝子組み換え汚染が、農家などに損害をもたらしているといわれていますが、本当ですか？　どんな損害があるのでしょうか？　日本でもあるのですか？

三重県では、四日市港に陸揚げされたナタネが、食用油工場まで輸送される過程で、種子がばらまかれ、遺伝子組み換えナタネの自生が拡大しました。そのため三重県の特産品である菜花との交雑の可能性がでてきたとして、自家採種を断念する事態に追い込まれたことが報道されました。

農家以外にも被害は広がっています。欧州では、インドから購入したオーガニック綿に遺伝子組み換え綿が混入していたため、オーガニックと表示できず、アパレルメーカーが損害を被る事態が起きました。オーガニックは、非遺伝子組み換えが原則です。この事件が、オーガニック綿の生産を直撃《ちょくげき》しました。

二〇一二年九月にインドで開催された、欧州科学者ネットワークと第三世界ネットワークが主催した、遺伝子組み換え作物に関する科学者シンポジウムで、スイス有機農業研究所のマティアス・クライスが「殺虫性（Bt）綿の急速な拡大がオーガニック綿の生産に及ぼす影響」というテーマで報告しました。Bt綿とは、遺伝子組み換え綿の一つで、綿自体に殺虫毒素があり、害虫が寄り付かなくなる作物で、インドをはじめ世界中に広がっています。報告によると「二〇一一年におけるインドでの綿生産中のBt綿の割合は九〇%に達しているが、そのインドはまた、世界のオーガニック綿の八一%を占めている。これまでオーガニック綿市場は急速な拡大を示しており、二〇〇五年には世界でわずか〇・一%だったが、二〇一〇年には一・一%にまで拡大していた。しかし、欧州でのオーガニック綿へのBt綿の混入事件によって、オーガニック綿市場がダメージを受け、二〇一一年には〇・七%に落ち込んでしまった。前年の三五%減である」というものでした。

オーストラリアでは、西オーストラリア州で、有機農家の畑に、隣接の農家の畑から遺伝子組み換えナタネの種子が飛んできて汚染が起き、その汚染で有機認証が取り消される事態が発生しました。さらには同州においい

オーガニック（有機）食品

化学肥料や農薬を使用しないで作られた農産物・畜産物及び、そこから作られた食品のこと。一九九九年に開かれたコーデックス委員会で有機食品の国際規格が決まり、それを受けてJAS法で国内規格も定められた。農薬や化学肥料を原則三年以上使用していない農地で栽培され、第三者の認証機関により認証された農産物だけが「有機」と表示できる。加工品で「有機」と表示できるのは、九五%以上での有機農産物の使用が必要である。また、遺伝子組み換え作物と放射線照射作物は有機と表示できない。

有機認証制度

有機作物・食品であることを保証するため、第三者機関による認証制度が設けられた。農家を抜き打ち検

て、遺伝子組み換えナタネを輸送中のトラックが事故を起こし、大規模な汚染が起きました。

米国やカナダでは、有機農業の継続を断念する農家が相次いでいます。米国では、独バイエル・クロップサイエンス社が開発した遺伝子組み換えイネの種子が、未承認のまま流通し、農家に多大な損害を与え、巨額の賠償金の支払いが生じています。

日本でも沖縄で遺伝子組み換えパパイヤ種子が知らないうちに違法に輸入され、作付されていたことが発覚し、ほとんどのパパイヤが伐採される事態となりました。事件は、遺伝子組み換えパパイヤの種子が、台湾から不法に輸入され、沖縄で栽培され、流通していたことが判明したというものです。農水省は、カルタヘナ国内法に基づき種子企業に在庫の廃棄を求め、同時に販売先の報告を求めました。また、沖縄県は、栽培されている木の伐採を進めましたが、補償は苗木だけで、収穫できなかったために失われた農家の収入は、国や県からは補償されなかったのです。

査できるなど、認証を担保できる仕組みになっている。

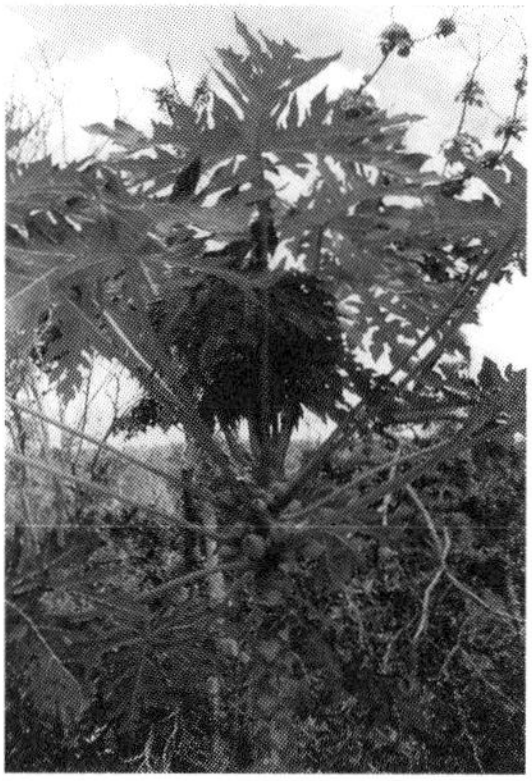

パパイヤは簡単に自生する（西表島にて）

コラム③

インドで自殺者が増えている

インドでは、作付される綿の大半が殺虫性（Bt）綿になったことから、さまざまな問題が顕在化している。特に問題なのが、収量の減少が止まらない状態になっていることだ。二〇一一年は、一〇月の収穫期を迎え、この五年でもっとも低い水準に達した。種子代が高い上に、喧伝とは異なり収量は落ちる一方で、農家は経済的に追い詰められている。

インドではこの一六年間で二五万人の農民が自殺に追い込まれている。綿の生産地マハラシュトラ州では、この期間に五万人を超える農民が自殺している。自殺者の三分の二が、同州のほかカルナタカ、マッディヤプラデーシュなど五つの州に集中しており、Bt綿と農民の自殺との間に強い関係が示されている。

米国ニューヨーク大学ロースクールの「人権と世界の正義センター」が二〇一一年春に発表した報告によると、自殺の原因は、経済の自由化や、市場のグローバル化が進むとともに、政府補助金が減少し、経費が増加し、収益が減少していることが大きいが、とりわけBt綿の栽培農家の自殺率が高いという点が注目される、と述べている。遺伝子組み換え品種の種子は高価だが、高収穫量を約束された農家は借金をして種子を買った。だが、充分な収穫を得るには水をたっぷり与えて栽培しなければならない。灌漑設備がなく、降雨に依存した栽培をしているインドの農民たちは、種子会社がアピールするような収穫・収入が得られず、借金の返済ができないという悪循環に陥っているという。

収量減をもたらしている原因は、その他にもある。その一つが、耐性害虫の拡大である。インドでは、Bt綿の葉を食べると死ぬはずの害虫（蛾の幼虫）が、葉を食べても死なないどころか繁殖しているのが確認されている。八年前にBt綿の商用栽培が始まったが、二〇一〇年に発表されたインド農業大学（UAS）の研究者の報告によると、Bt綿と非Bt綿の葉で繁殖する害虫の生態に、ほとんど差は見られなかったという。Ｂｔ綿は、害虫にとって有毒な蛋白質を産生しているが、試験栽培畑で見つかった害虫は元気に繁殖しており、その子孫も生殖能力に問題はなかったという。

綿の生産量も増えていない。同国の綿の生産量は、二〇一〇年までの過去五年、約五〇〇kg／haで停滞したままである。これはＢｔ綿の割合が五・六％だった二〇〇四年から、九〇％まで増えた二〇一〇年までほとんど変わっていない。農家は、種子代が高い分、収入が減少している。経済的に苦しい状況が続く限り、インドの農家の間で悲劇は続く可能性がある。

Q13 遺伝子組み換え食品添加物もあるのですか？

遺伝子組み換え食品添加物とはどういうものですか？　何種類もあるのですか？　実際に商品化され、我々の食卓にものぼってきていますか？

遺伝子組み換え食品添加物とは、遺伝子組み換え微生物を使って製造する食品添加物のことです。

製造方法は蛋白質を製造する場合は、①目的とする蛋白質を作る遺伝子を、遺伝子組み換え技術を用いて大腸菌などの細菌に導入します。②そうすると細菌の中で目的とする蛋白質ができます。③その細菌を培養《ばいよう》して増やします。④蛋白質もたくさんできるようになります。⑤その細菌をすりつぶして蛋白質を抽出します。⑥蛋白質を精製して商品化します。

アミノ酸を製造する場合は、細菌で蛋白質を分解して商品化します。その分解の効率を高めるために、用いる細菌を遺伝子組み換えで改造したものが用いられます。これが、遺伝子組み換え食品添加物の製造方法の基本

味の素

味の素（グルタミン酸ナトリウム）は、以前は蛋白質を分解する方法で作っていたが、現在は発酵法に転換されたため、大幅なコストダウンが図られたという。細菌が体内で大量にグルタミン酸を作り、体外へ漏出させるという方法である。他のアミノ酸も、発酵法が用いられるようになったという。

です。

厚労省の考え方は、遺伝子組み換え体そのものが食品添加物になるわけではなく、遺伝子組み換え体を利用して製造し、組み換え体は最終製品に残らないため、表示の必要はないというのです。しかも遺伝子組み換え微生物は精製過程で除去されるので、安全性に影響が出ることはまずありえないのですが、念のために「安全性を評価」しているというのです。最も大きな問題点は、どんなに精製度をあげたとしても、細菌の成分が不純物として最終製品の中に混入することです。その物質が有害であれば健康障害が起きます。

このように遺伝子組み換え食品添加物は、食品と同様に安全性評価が必要です。そのため食品衛生法に基づく安全審査を経て、承認されないと流通できません。また食品添加物としての表示は必要ですが、「遺伝子組み換え」表示は必要ありません。

このようなこともあり、政府も遺伝子組み換え食品添加物を軽視してきました。それを象徴するような事件が起きました。二〇一一年一二月五日、一二日に相次いで、安全審査を受けていない遺伝子組み換食品添加物

安全性評価

食の安全を守るために、遺伝子組み換え食品、食品添加物、残留農薬などで安全性評価が義務付けられている。通常評価は、開発企業が行い、食品安全委員会の専門調査会がチェックし、食品安全委員会の本委員会、厚労省が認可して、流通・販売が認められる。

が流通していることが、発覚しました。まず一二月五日に遺伝子組み換え食品添加物のイノシン酸とグアニル酸が大量に輸入され、流通していることが判明しました。輸入したのはCJジャパン、キリン協和フーズなど一〇社で、輸出したのは韓国に本社があるCJ社で、同社のインドネシア工場で製造されたものです。これらの添加物はかつお節とシイタケの風味を出すため、たれ、つゆ、だし、スープ、ドレッシング、しょうゆ、かまぼこなどの水産加工品、ハム・ソーセージなどの食肉製品などさまざまな食品に用いられており、輸入量は年に六〇〇〜七〇〇トンに上るといいます。食品としては一八〇〜二〇〇万トンになっていたそうです。大量に輸入され、多様な食品に用いられている食品添加物が堂々と違法流通していたことになります。

厚労省はこれらの添加物の輸入・販売の取りやめを指示しただけで、それを使用した食品に関しては販売中止を求めませんでした。しかも、ただちに安全審査の手続きを開始し、承認を急ぎ、問題を処理したのです。

さらに一二月二二日には、やはり食品衛生法に基づく安全審査を受けていない遺伝子組み換え微生物を用いて製造したリボフラビンとキシラナー

イノシン酸
生物体内にあるヌクレオチド（塩基・糖・燐酸の化合物でＤＮＡやＲＮＡを構成する物質）の一種のこと。魚や家畜の肉に存在し、特にかつお節の旨みの主成分で、調味料として生産されている。

グアニル酸
イノシン酸同様、ヌクレオチドの一種で、干しシイタケの旨みの主成分で、調味料として生産されている。

ゼが輸入され、使用されていたことが明らかになりました。製造したのは独ＢＡＳＦ社で、輸入したのはＢＡＳＦジャパンで、リボフラビン（ビタミンB_2）は清涼飲料水やたれなどの着色料や栄養強化剤に用いられ、キシラナーゼはパンを作る際の酵素に用いられています。リボフラビンは医薬品原料として過去三年間で約八二トン輸入され、その内三六トンが食品添加物として使用されたということです。一方、キシラナーゼは過去三年間で〇・六トン輸入されたそうです。

　厚労省は、リボフラビンに関しては輸入・販売の取りやめを指示しただけで、安全審査のための資料の提出を求めました。ここでも安全審査の手続きを開始し、承認を急ぎ、問題を処理したのです。他方、キシラナーゼに関しては、安全性に関する情報がないとして、輸入・販売の取りやめはもちろん、製品やそれを用いた食品の回収を命じました。相次いで、遺伝子組み換え食品添加物の違法流通が明るみに出ましたが、いずれも企業からの自主的な報告がなければ、そのまま流通していたのです。国にチェック能力がなく、企業からの報告頼みというのが現実です。しかも、違法流通していることが確認されても、添加物そのものや食品の回収を行ったの

キシラナーゼ

　植物の木化した細胞膜にセルロースとともに存在する、キシランをキシロースに分解する酵素。家畜に対しては消化を助ける添加物として用いられ、食品添加物としてはパン生地づくりを助けるものなどに用いられている。

は、三年間でわずか〇・六トンしか輸入されていないキシラナーゼだけでした。しかも、販売された量が少ないため、パンの流通に影響はない、というコメントまで付け加えています。

さらに問題なのは、安全審査の手続きを開始したり、手続き開始を促し、承認を急ぐことで問題を処理しようとしています。これは本末転倒といえます。優先すべきは、国のチェック能力を上げることであり、承認を急ぐことではないはずです。現在、ほとんどの食品添加物が輸入に依存しています。そのため遺伝子組み換えで作られていてもチェックもされませんし、わかりません。野放しにされたままです。その後も、違法事件が発覚しており、現在も起きている可能性があります。

違法行為を行うと企業は大変な損害を受けることを示さなくては、今後また、このような違法行為がまかり通ってしまいます。そのためには食品添加物の回収はもちろん、食品の回収も指示すべきです。日本政府の食品安全行政の問題点をさらけ出した事件といえます。

承認された主な遺伝子組み換え食品添加物

α-アミラーゼ	生産性向上・耐熱性向上
α-アミラーゼ	生産性向上・耐熱性向上
キモシン	生産性向上
プルラナーゼ	生産性向上
リパーゼ	生産性向上
リボフラビン（ビタミンB2）	生産性向上
グルコアミラーゼ	生産性向上
α-グルコシルトランスフェラーゼ	生産性向上、性質改変

その他、セルフクローニング、ナチュラルオカレンス、高度精製品として扱われた遺伝子組み換え食品添加物は、ジェランガム、キサンタンガム、醸造用酵母、5-イノシン酸-2-ナトリウム、5-グアニル酸-2-ナトリウム、L-グルタミン酸ナトリウム、L-フェニルアラニン、アスパルテームなど多数。

Q14 遺伝子組み換え食品・添加物でも規制の対象外がある？

遺伝子組み換え食品や添加物の中に、政府の規制がないものがあるって本当ですか？　規制されないと、どんどん入ってきてしまうのではないですか？

現在、カルタヘナ議定書やカルタヘナ国内法では、遺伝子組み換え技術を用いたものでも、セルフクローニングやナチュラルオカレンス（次頁で説明）は、法律に基づいた規制の対象外であるという見解が、政府によって示され規制からはずされました。すなわち遺伝子組み換え食品添加物として考えないというのです。これらの技術は、どんなものでしょうか。

二〇一二年に食品安全委員会は、鶏舎《けいしゃ》で用いる遺伝子組み換えワクチンを承認しました。このワクチンは、「鶏大腸菌症生ワクチン」です。鶏大腸菌症とは、大腸菌を原因とする鶏や七面鳥がかかる感染症です。卵生産用鶏より、肉生産用鶏の方が発生しやすく、廃棄されるなどの措置が取られた病気としては最も多いとされています。その病気の予防に用いられる

食品安全委員会

日本でBSE問題が発生し、食の安全に対する信頼が揺らいだことから、食品安全行政の確立が求められた。それを受けて、二〇〇三年五月に食品安全基本法が施行され、それに基づいてリスク評価を行う機関として、同年七月にこの委員会が設置された。諮問された審議会の答申では、政府から独立した機関とすべきだとされていたが、最終的には内閣府の中に作られ独立性は無くなった。そのことが米国産牛肉問題での輸入解禁につながっていった。

ワクチンです。この病気の原因となる菌株で最も多いのが、大腸菌O—78です。この大腸菌の病気の原因となる遺伝子に注目して、その遺伝子を欠損変異型の遺伝子に組み換えて作り出しました。この組み換えでO—78を弱毒化して、ワクチン効果を狙ったものです。置き換えた欠損変異型遺伝子は、大腸菌J—29株に由来します。そのため、遺伝子を組み換えて作られたこのワクチンは、すべて大腸菌由来となります。このように同じ種の遺伝子のみを用いた遺伝子操作を、セルフクローニングといいます。

もう一つのナチュラルオカレンスとは、異なる種の遺伝子を用いたとしても、自然界でそれらの遺伝子が交換する現象が起きるケースのものを使用した場合です。これらセルフクローニングやナチュラルオカレンスは、遺伝子組み換えに当たらず、カルタヘナ議定書や同国内法の規制から外されました。しかし、遺伝子組み換え技術を用いるわけですから、生命の基本を操作すること、その生命体に負担をかけることなど、最初に述べた遺伝子組み換え技術にかかわる固有の問題点は同じようにもっています。しかし、その点に関しては配慮されず、法的規制の網の目から逃れることになったのです。

Q15 遺伝子組み換え動物食品もあるのですか？

遺伝子組み換えで誕生した動物はたくさんいると思われますが、それらの動物の食品もあるのですか？　すでに市場にも出ているのでしょうか？

遺伝子組み換え動物開発はこれまでにも活発に行われてきました。しかし、微生物や植物と違い、誕生まで至る確率が極端に低く、中でも哺乳類は、昆虫や魚などに比べて費用もかさむため、これまでは食品よりも付加価値の高い医療用や医薬品生産に開発の重心が置かれてきました。医療用としては「疾患モデル動物」と呼ばれる実験用動物作りが活発です。特定の病気をもつ動物を作り、治療法の開拓や医薬品の実験などが進められてきました。

医薬品生産では、「動物工場」づくりが行われてきました。受精卵の中に人間の薬の成分を作り出す遺伝子を導入し、その遺伝子が作り出す蛋白質を薬の成分として乳中に分泌させます。その分泌したものを抽出して加工し、医薬品として販売するのです。このように動物自体がまるで工場の役割を果たすため「動物工場」と呼ばれています。このケースでは、乳をたくさん出す牛、山羊、羊が、遺伝子組み換え技術による改造の対象になってきました。

最近では「健康」や「環境」が売り物に、食用の動物開発も活発になってきました。この一〇年間に米国では、魚を含む遺伝子組み換え動物食品を売り込むために五億ドルが投じられたと、環境保護団体「食と水監視・米国」が明らかにしました。主に、選挙資金とロビー活動に用いられたそうです。家畜での遺伝子組み換え動物食品では、主に豚で開発が進められています。多産であることが、大きな要因と考えられます。

まず「健康」では、近畿大学でホウレンソウの遺伝子を導入したGM豚が開発されています。これは、脂肪酸に変化を与えた「ヘルシー豚」です。開発者によると、家畜にはない植物の不飽和脂肪酸を豚の体内に作らせようとしているようです。いってみれば、健康によくないといわれている動物の脂肪酸を、健康によいとされている植物の脂肪酸に変えるのが目的のようです。この豚の場合、リノール酸の含有量が、他の豚に比べて約二〇

脂肪酸・不飽和脂肪酸・必須脂肪酸
直鎖式炭化水素基の端にカルボキシル基をもつ酸のこと。油脂などに多く含まれるためこの名がつけられた。飽和脂肪酸と不飽和脂肪酸があり、不飽和の方が融点が低く、液状のものが多い。また人間が必ず摂取しなければいけない脂肪酸のことを必須脂肪酸（リノール酸、リレイン酸）という

%多くなったと報告されています。確かにリノール酸は、必須脂肪酸ですが、現在多くの人が過剰摂取《かじょうせっしゅ》となっており、開発者もこの豚自体をそのまま食品とする意図はなく、今後は、ＥＰＡやＤＨＡなどの脂肪酸を多く含む遺伝子組み換え豚を作りたいと考えているようです。

「環境」については、カナダで新しい種類の遺伝子組み換え豚が登場しました。ゲルフ大学の研究チームが開発した「エンバイロピッギー」です。エンバイロピッギーという名前は、環境を意味する英語「エンバイロメント」と豚を意味する「ピッグ」を合成した言葉です。地球の友・英国のビッキー・ハードは、閉鎖された実験室で育てられた「持続不可能」な遺伝子組み換え豚につけられたこの名前自体が、大いなる皮肉である、と述べています。このような遺伝子組み換え豚は、多数飼育しようとした場合でも、徹底的に管理された工場のようなところでしか育てることができません。

この遺伝子組み換え豚を開発した研究者によると、世界で初めて環境問題に取り組んだ遺伝子組み換え動物で、リン（Ｐ）の含有量《がんゆうりょう》の低い糞《ふん》を出すそうです。同研究者によると、通常の豚が出す糞に比べて、三〇～六五%リンの含有量が低い糞だといいます。

ヘルシー家畜では、中国ではヘルシー牛が開発されました。オメガ―3脂肪酸を高い割合で含む牛です。オメガ3―脂肪酸は、健康によいとされる不飽和脂肪酸で、それを多く含む牛乳を健康食品として売り込むことが可能になります。開発したのは、内蒙古《うちもうこ》大学バイオテクノロジー研究室の研究者を中心とした中国と米国の合同チームです。

このように最近になり急速に遺伝子組み換えによる食用の家畜開発が活発になってきました。しかし、遺伝子組み換え動物には大きな問題点があります。これら健康や環境を売り物にした遺伝子組み換え豚が開発される以前の、遺伝子組み換え動物開発の初期に作られた、人間の成長ホルモンを導入して成長促進を図ろうとした遺伝子組み換え豚は、自力では立ち上がることもできない悲惨な状態で生まれました。その結果、遺伝子組み換え家畜の開発は一時頓挫《とんざ》した形となりました。この例でも言えるように、遺伝子組み換え動物には異常が多いのです。

その異常の多さを改めて指摘したのは、ニュージーランドのアグリサーチ研究所で、とくに出産の際に異常が多いそうです。出産率が通常の繁殖技術と比べて九％以上低下し、高い割合で、発育不全で変形した胎児、先天異常の小羊、乳房のない牛、呼吸器系に異常のある動物などが生まれていると指摘しています。

そのアグリサーチ研究所が申請していた遺伝子組み換え動物の開発が、環境リスク担当当局によって正式に承認されました。同社では、山羊、羊、牛のミルクの中に医薬品の成分となる人間の蛋白質を生産させることを計画しています。

しかし、同研究所で開発を進めていた遺伝子組み換え動物で異変が発生しました。人間の卵胞刺激ホルモンをつくる遺伝子を牛の受精卵に導入し、同ホルモンを牛乳の中に生産させ、医薬品として販売をしようとしました。しかし、四頭の遺伝子組み換え牛のうち、三頭が卵巣破裂などで死亡したのです。導入した遺伝子が作り出すホルモンが、牛そのものに影響して、卵巣を大きくするなどの異常をもたらした結果だと見られています。

表　遺伝子組み換え動物食品・一覧表

応用	目的とする成果	例
動物生産の向上	成長速度を加速	アトランティック・サーモン、コイなど
	病気への抵抗性向上	コイ、ブチナマズ
	低温抵抗性	アトランティック・サーモン、金魚
	消化力アップ	
生産物の質の向上	健康食品	ホウレン草遺伝子導入豚
	栄養学的側面に変化	ミルクの中の乳糖濃度を減らす
	アレルゲンを取り除く	エビ
	新しい観賞用動物	熱帯魚を発光
新しい生産物	医薬品	家畜のミルクから取り出す
	工業製品	ヤギのミルクにクモの糸を取り出す
環境	環境対策	糞のリンを少なくした豚
	環境汚染のセンサー	グッピーが重金属に反応
人間の健康	異種間移植	豚に人間用心臓を作らせる
動物の健康	伝達性海綿状脳症の予防	畜牛、羊のプリオン遺伝子の不活化
生物の制御	殺虫剤抵抗性の益虫	ミバエなど
	感染症の制御	マラリアやデング熱対策ハマダラ蚊
	生殖と性の制御	ホルモン制御昆虫

Q16 遺伝子組み換え蚊まで開発されているという話ですが？

遺伝子組み換えの技術がどんどん進歩し、蚊まで開発されたというのは、本当ですか？　環境中に放出されたら大変だと思いますが、大丈夫ですか？

二〇一〇年一一月始めに開かれた米国熱帯医学衛生学会で、西インド諸島にある英国領ケイマン諸島で、英国オキシテック社が開発した遺伝子組み換え蚊が大量に放出されていたことが明らかになりました。放出実験を行ったのはＭＲＣＵ（蚊族研究対策局）で、放出した蚊はデング熱を引き起こすウイルスを媒介するネッタイシマカです。二〇〇九年から二〇一〇年にかけて数回、総計三〇〇万匹を超える大量の蚊が、生態系や人体に及ぼす影響を評価することもなく、環境中へ放出されたのです。文字通りの人体実験であり、生物多様性への脅威をもたらす実験といえます。

雄の蚊の生殖機能の改変に遺伝子組み換え技術が用いられました。その雄の蚊は、生殖能力をもち、雌と交雑して幼虫を作り出します。しかし、

デング熱
ネッタイシマカなどの蚊が媒介するウイルスが引き起こす、おもに熱帯地方で発生している感染症。高熱、筋肉痛、白血球減少などが起きるが、死亡率は低い。

その幼虫は特定の抗生物質（テトラサイクリン）がないと有害な酵素が蓄積して生きられないようにしました。そのため生まれてまもなく死ぬだろうと想定され、放出したのです。子孫を残さない蚊を大量に放つことで、全体的に蚊の数を減らすのが目的とされています。

このような不妊の生物を大量に放つことで子孫を減らす試みは、これまでもチチュウカイミバエなどで行われてきましたが、遺伝子組み換え技術は使われてきませんでした。また、抗生物質がないと生きていかれない生物を作ることも、以前から行われてきました。しかし、それは危険な生物を扱う際に、万が一その生物が環境中に漏《も》れでた場合でも、環境中で増えないようにするのが目的でした。このように最初から環境中に放出することを目的に行われたことはありません。

マレーシアの科学者で免疫学を専門としているリム・タン・セン博士は、この実験は、デング熱の解決に役立たないだけでなく、人々を危険にさらすとして、政府に対して実験停止を求めました。同博士はまた、ケイマン諸島でも、マレーシアでも、従来から行われてきた蚊を制御《せいぎょ》する方法で対応は可能である、と指摘しています。

テトラサイクリン
抗菌の範囲が広い抗生物質。クロラムフェニコールとともに抗生物質としてよく用いられてきたが、耐性菌が増えたため現在はほとんど使われなくなった。

このような技術を監視している「ETCグループ」のジム・トーマスは、「抗生物質のテトラサイクリンは、自然界に存在する土壌バクテリアから作られたものであり、農業にも広く用いられているものである」と指摘し、遺伝子組み換え蚊が生き残ったり、増える可能性を指摘しました。

この実験でもっとも恐れられている事態は、遺伝子組み換え蚊がデング熱の強力な媒介者になることです。それ以外にも、蚊の生態バランスが崩れて、マラリア蚊など他の病気をもたらす蚊を増やす事態も考えられ、同時に人間だけでなく他の動物への影響も考えられます。さらにはデング熱と他の熱帯病の関係にも変化を与え、新たな致死的な熱帯病の流行を引き起こす危険性も指摘されています。

なお、この遺伝子組み換え蚊の開発にはビル・ゲイツ財団（Q8参照）が、一九七〇万ドルの資金を提供しています。このビル・ゲイツ財団は、さまざまな遺伝子組み換え作物・動物開発を支援しており、遺伝子組み換え作物開発を独占しているモンサント社との癒着《ゆちゃく》も強く、主に途上国の農民から激しい批判を受けています。

ケイマン諸島での遺伝子組み換え蚊の野外放出実験に対して、英国の市

ETCグループ

Erosion（腐食）、Technology（技術）、Concentration（濃縮）の頭文字を組み合わせた、環境保護団体で、国際的に情報を収集し発信している。

民団体のジーン・ウォッチは「サイエンス&ネイチャー」誌上で「今回の行為は英国領という、人の健康や生物多様性への影響を評価する公的機関のないところで行った植民地主義である」と強く非難しました。このケイマン諸島での放出実験発表の直後に、今度はマレーシアで、同じ蚊を用いた環境中への放出実験が行われました。この相次ぐ放出実験に対して世界中から一斉に非難が起きました。いったん環境中に放出されると取り返しがつかなくなる危険性があるからです。同社はその後、ブラジルでも放出実験を行いました。

野外放出実験を行った英オキシテック社は、ベンチャー企業投資家から二二五万ポンドの投資を受けており、二〇一三年までになんらかの成果を上げなければならない状況にあり、それがこのような植民地主義的な行為に走らせたものと思われます。なお同社は、蚊以外にもミバエ、ワタキバガ、ゴリンガといった蠅や蛾でも、遺伝子組み換え技術を使って新種の開発に取り組んでいます。

オキシテック社はその後、一〇〇〇万匹を超える大量の遺伝子組み換え蚊の放出実験を、再びブラジルで行いました。この実験は、人口二八万

ジーン・ウォッチ
英国の市民団体で、遺伝子組み換え食品やその開発メーカーなどを追跡して情報を世界に向けて発信し続けている。

八〇〇〇人が住む都市ジュアゼイロで行いました。これは二〇一二年三月二九日にリオ・デ・ジャネイロで開催されたワークショップの中で明らかにしたものです。それまでは無人地帯で行われてきましたが、初めて人口密集地で放出したのです。さらに同社が、米国での実験を予定していることも明らかになりました。米国で実験地として指定されたのがフロリダ州で、現在、連邦政府と州政府の許可を待っているところです。

メキシコでは、これまで繰り返し放出実験が行われているオキシテック社の遺伝子組み換え蚊とは異なる、新たなデング熱対策蚊の放出実験が、二〇一二年四月に行われました。これは米カリフォルニア大学の生物学者アンソニー・ジェームズらの研究チームが行ったもので、用いた遺伝子組み換え蚊は、オキシテック社と異なり雌の蚊を用いています。研究者によると、この雌の蚊は飛べないように改造されており、それによってデング熱対策になると、述べています。

GM蚊の放出実験に対する国際的な批判が強まり、実験はしばらく止まっていました。しかしその後、新たな展開がありました。世界保健機関（WHO）は、二〇一六年三月に出した報告書で、新たにジカ熱の流行を抑

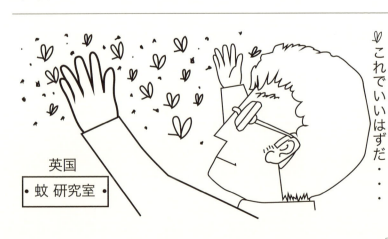

えるために遺伝子組み換え（ＧＭ）蚊使用を推奨したのです。ジカ熱を引き起こすジカ・ウイルスを媒介するネッタイシマカは、デング・ウイルスを媒介する蚊でもあります。デング熱対策として、ＧＭ蚊の放出実験を行ってきたのですが、反対運動が強まり、このところ実験が止まっていました。ＷＨＯは、この放出が有効だと判断して再開を推奨したのです。

これを受けて米フロリダ州では、デング熱対策としてＧＭ蚊の放出実験が、地元の反対で連邦政府による承認作業が滞ったのですが、ジカ熱対策に目的を変更して承認したのです。ブラジルもまた、このところ止まっていた放出が再開されることになりました。

このように大手を振って無謀な遺伝子組み換え動物の開発や実験、実用化が進められています。このまま実験が進むと、人類の生存にも大きく影響する可能性があります。人類は、原子力によって滅びるのが先か、生命操作技術によって滅びるのが先か、そのような危うい状況になりつつあるといえそうです。

ジカ熱
　ジカ・ウイルスが媒介する熱帯病で、症状はデング熱に似ているが軽い。しかし、時にはギランバレー症候群や神経障害をもたらしたり、妊娠した女性が感染した場合、小頭症の赤ちゃんが生まれることがあることから、警戒が呼びかけられている。

Q17 米国で話題になっている巨大鮭って何ですか?

米国で巨大鮭が話題になっていますが、遺伝子組み換えによって生まれた鮭は、環境への影響や食品としての安全性は問題ないのでしょうか?

二〇一二年一二月二一日、米国FDA(食品医薬品局)は、遺伝子組み換え動物食品としては初めてとなる、二倍の成長スピードを持つ鮭について、環境への影響はないとする「環境影響評価書」案を発表しました。この評価書案がまとめられた日付は五月四日でした。なぜ実際の発表まで半年以上かかったのか、考えられる理由は大統領選挙だと見られています。オバマ大統領が消費者から嫌われないように、先延ばししたようであり、また遺伝子組み換え食品表示を求めたカリフォルニア州での住民投票へも大きな影響をもたらすことになるため、バイテク企業などから強い圧力があったとも考えられます。この「環境影響評価書」案は、一般からの意見を募集した後、正式に承認され、まもなく遺伝子組み換え鮭が米国内で流

FDA(食品医薬品局)
日本の厚労省に当たる、米国福祉保健省(DHHS)に属し、食品や医薬品などの規制や認可にかかわる機関である。

通することになります。

ＦＤＡが遺伝子組み換え鮭の環境影響評価を開始したのは、二〇一〇年八月二五日のことでした。同局科学者委員会が「環境への影響はない」と評価したのを受けてのことでした。成長を早めた遺伝子組み換え鮭は「アクアドバンテージ」と名づけられています。米国のベンチャー企業アクアバウンティ・テクノロジーズ社（以下アクア社）が、研究所のあるカナダ・プリンスエドワード島で開発したものです。

この遺伝子組み換え鮭は、アトランティック・サーモン（大西洋鮭）の成長を促進させたものです。この鮭に、体長二メートルになることから「キング・サーモン」と呼ばれているチヌーク・サーモンの成長ホルモンをつくる遺伝子を導入したものです。通常の鮭は、寒くなると成長ホルモンが分泌されなくなるため、冬の間は成長せず、フルサイズになるまでに三年を要しますが、通年で成長するゲンゲと呼ばれるウナギに似た魚の遺伝子も組み込むことで分泌が途切れず、一年半で成熟する鮭を開発しました。この二つの遺伝子を導入して異常に成長を早めたのです。

同社は、この鮭は繁殖不能にしてあるため、安全に養殖できると主張して

環境影響評価（環境アセスメント）
開発事業などを行う際に、それが周辺の環境にどのような影響をもたらすのかを事前に調査し、予測及び評価を行い、それを公表して住民や行政の意見を聞き、十分な環境保護対策を行うことである。本来、評価が正しく行われれば環境は守れるはずだが、実際は開発を優先するのが現状である。特に住民の意見は反映されることがほとんどなく、事業が始まると環境が破壊される事態が多い。

きました。また、魚そのものを販売するのではなく、卵を養殖場に販売することになっています。その養殖場はパナマにあるものです。

しかし、もし不妊の鮭が大量に環境中に逃げ出すと、鮭の絶滅をもたらすかもしれません。また、不妊の技術として現在用いられている三倍体作成法（染色体を通常の二組ではなく三組にする方法）は絶対とはいえず、生殖能力を回復する可能性が高く、そうなると組み換え遺伝子の拡散を招きかねません。さらには、卵を販売することは、当初はパナマだけかもしれませんが、その後、さまざまな場所で養殖されることになり、環境中に逃げ出すリスクを高めることになります。まして、魚を養殖場に完全に封じ込めることなど不可能です。

評価開始直後の二〇一〇年八月二七日、食品安全センターなどの消費者団体、動物福祉団体、環境保護団体三一団体が共同で、遺伝子組み換え魚を承認しないよう求める声明を発表しました。また、プリンス・エドワード島は、赤毛のアンの島として有名であり、自然豊かで環境保護の象徴とされてきました。そのため環境保護団体は、島のイメージが崩れると警告を発していました。

3倍体および雌性発生の原理

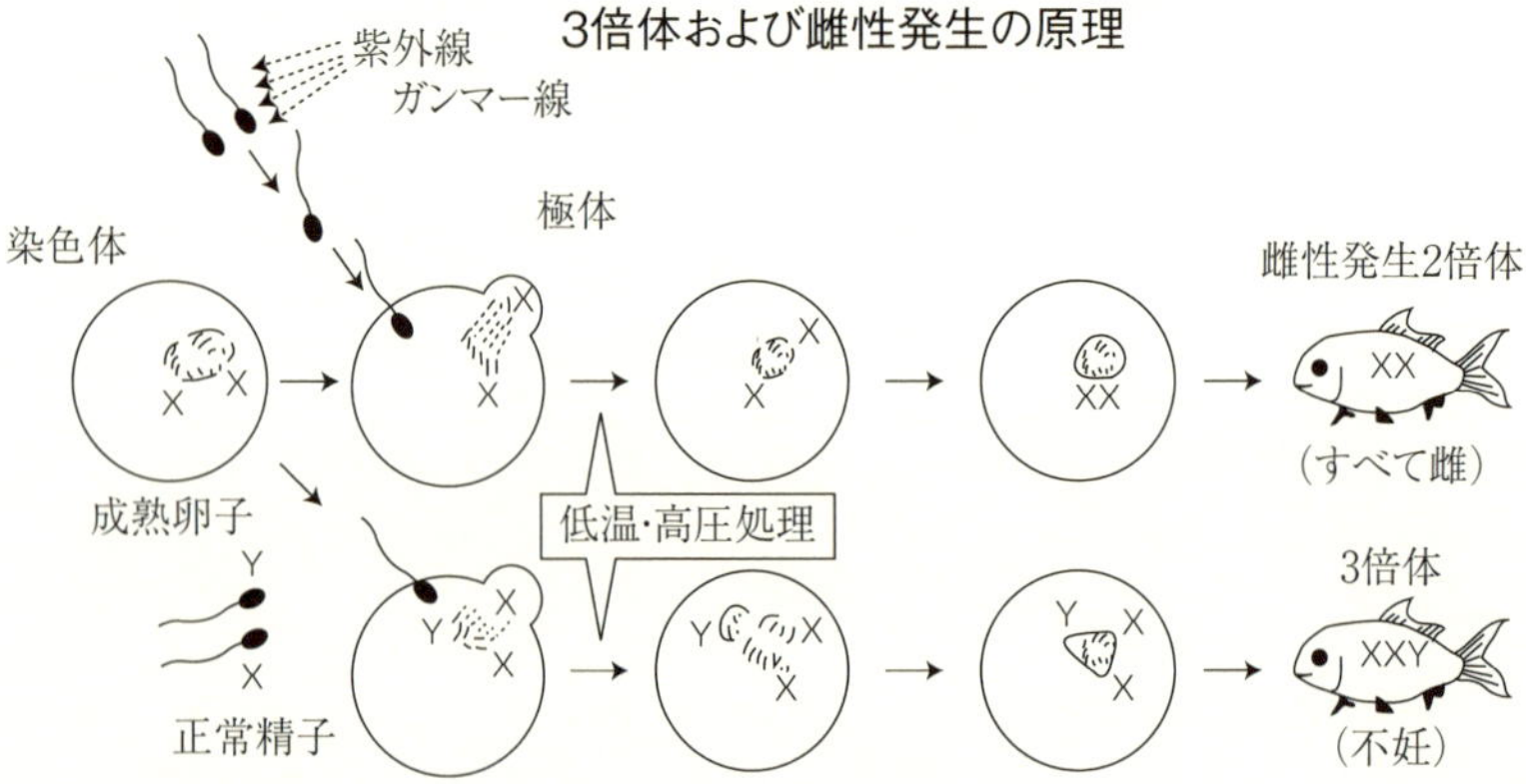

当初、環境影響評価書案は二〇一一年中には発表されるものと考えられていました。評価開始から二年以上が経過したことから、アクア社は経営危機に陥りました。そこに救いの手を差し伸べたのが、バイテク・ベンチャー企業のインテクソン社です。アクア社の株の半分を買うことになりました。この同社の上席副社長で畜産部門のトップにあるトーマス・カッサーは、二〇年間モンサント社にいて牛成長ホルモン剤を開発した人物です。また、インテクソン社はモンサント社以外にも、ファイザー、マクドナルドなどにいた人物で構成されており、政治的な力で遺伝子組み換え鮭市場化を急がせる動きだと見られました。まさに、買収から二カ月後に、この評価書案発表となったのです。

この成長を早めた遺伝子組み換え鮭にはどのような問題点があるのでしょうか。この遺伝子組み換え鮭は、野生の鮭に比べて最大二五倍の体重をもつことになるといわれています。『ニュー・サイエンティスト』誌二〇〇七年三月八日号によると、この遺伝子組み換え鮭は性格を変え獰猛《どうもう》になることが分かり、もし環境中に逃げ出すと、生態系に大きな影響が出ると指摘しました。鮭は肉食であり、ほかの魚を食べますが、この鮭の場合は

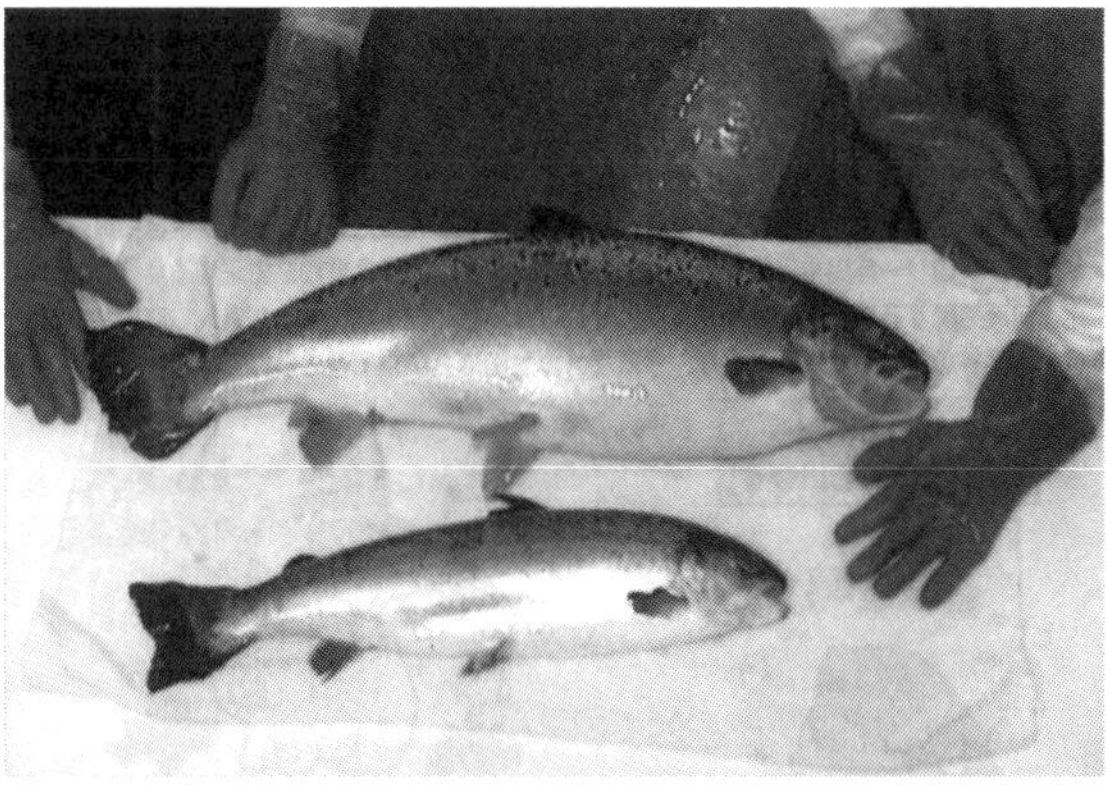

成長を早めた遺伝子組み換え鮭（上）、下は通常の鮭（提供・グリーンピース）

さらによく食べるため漁業資源が失われたり、稀少種《きしょうしゅ》が失われたりする危険があるというのです。

米インディアナ州パーデュー大学の研究者らは、コンピュータ・モデルと統計分析手法を用いて、遺伝子組み換え魚を放流した際の環境へのリスクを検証しました。それによると、雄の生殖能力を抑制した遺伝子組み換え魚を放流した時に、環境中に生息する野生種が絶滅に追いこまれる時間は、想定されていたより短くなる（二〇世代）というのです。二倍のスピードで成長する鮭の雄は体が大きく、その分、雌を引きつける能力を高めています。しかし、生命を操作した上に体が大きくなったことから、生殖能力が弱まっています。もし逃げ出したりすると、種の絶滅をもたらすなど生物多様性に与える影響が大きいことも分かったのです。

スウェーデンのイエテボリ大学で「遺伝子組み換え鮭の生態学的影響評価」プロジェクトの一環で行われた研究が発表され、その中で遺伝子組み換え魚が環境中に放流された場合、生態系や人間の健康への影響に対する懸念《けねん》が示されました。理由として、成長が早いと、それだけ環境中の毒素の蓄積が早く、その毒素を人間が摂取したり、成長ホルモンの濃度も高く、それを摂取することによる、例えばがん細胞を刺激するなどの影響も懸念されるからです。このようにさまざまな問題点が指摘されていることから、ＥＵの立法組織である欧州議会は、ＥＵの行政組織である欧州委員会に対して、遺伝子組み換え魚の輸入を禁止し、ヨーロッパの市民の食卓に登場しないよう求めました。米国内でも反対の動きが活発化していま す。約三〇の業界団体で構成されている全米動物農業連盟が、この遺伝子組み換え鮭を承認しないよう、米連邦議会に要請書を提出しています。特に反対運動が強まったのが、アラスカ州やカリフォルニア州などの鮭の漁業者を抱える州政府や州選出連邦議会議員です。

遺伝子組み換え鮭の実験場では、新たな問題も発生しています。新種の伝染性鮭貧血症が発生していたのです。これを受けて、環境保護運動団体などがＦＤＡの環境影響評価の作業中止を求めました。このウイルス性の病気は、世界各地の養殖場で深刻な被害が報告されており、遺伝子組み換え鮭を開発したアクア社の実験場では二〇〇九年一一月に罹患が確認されていたことが、明らかになりました。遺伝子組み換え鮭は従来の鮭よりも安全に養殖ができる、という同社の謳《うた》い文句に、環境保護運動団体は疑問

ＥＵの三権

ＥＵでは行政機関は欧州委員会、立法機関は欧州議会、司法機関は欧州司法裁判所の三権から成り立っている。しかし、加盟各国の首脳による欧州理事会が強い権限を持っている。

を投げかけており、遺伝子組み換え鮭の健康データの公表と認可の中止、そして、魚の病気の影響も含む完全な環境影響評価を実施するようFDAに求めました。

この遺伝子組み換え鮭は、実は日本の食卓の問題でもあります。現在、日本の食卓に出回る鮭の多くが、輸入ものになってしまいました。このところ国内生産量は減り続け、一九九六年の三七万三八五トンをピークに、二〇一〇年には一九万七九〇〇トンになってしまいました。代わりに増え続けたのが輸入で、二〇一〇年には二四万八六七四トンにまで増え、国内生産量をかなり上回ってしまいました。輸入先も一九九〇年代までは米国やカナダ産が多かったのですが、いまや半数超をチリ産が占めており、しかも天然ものが激減、大半が養殖ものになってしまいました。

世界的に広がる養殖に目を付けたのがアクア社です。養殖の主役にこのGM鮭を押し上げようと、開発を進めてきたのです。二〇一五年一〇月一九日、米国でこの鮭が正式に承認されました。これにより世界的に流通圧力が強まりそうです。漁業では受精卵を制するものが魚の世界を制する時代がやってきそうです。

Q18 青いカーネーションやバラが開発されていますが、問題ないのですか？

花もまた、遺伝子組み換え技術を用いているので、安全性が問題になりませんか？　確かに新しい色は驚きますが、そこまでする必要性はあるのでしょうか？

遺伝子組み換え技術を用いた青い花の開発が活発に行われています。二〇一二年五月にはサントリーが新潟県と共同で、青いユリの開発に成功したと発表しました。サントリーＨＤ傘下のサントリービジネスエキスパートと新潟県農業総合研究所が二〇〇六年から開発を進めてきたものです。同年二月末には、千葉大学大学院園芸学研究科と石原産業の研究チームが青いコチョウランを開発した、というニュースが流れてすぐのことでした。同研究チームは、二〇一一年には青いダリアを開発したことも明らかにしています。遺伝子組み換え技術を使えば、それまで品種の改良ではできなかった、青い花が手軽にできる時代に入ったといえます。

遺伝子組み換えによる花卉の開発が本格的にスタートしたのは、一九九〇年のことでした。この年、サントリーがオーストラリアのカルジーン・パシフィック社（後のフロリジーン社）と共同で青いバラの開発に着手しました。カルジーン社は遺伝子組み換え技術についての有力な特許を持つ米国のベンチャー企業で、後にモンサント社によって買収《ばいしゅう》されることになります。またフロリジーン社は二〇〇三年にサントリーの傘下に入ることになります。一九九三年にはキリンビールや協和発酵も青い花の開発に乗り出しました。なぜ青い花かというと、バラやチューリップ、ユリなどは、青い色素を作ることができず、通常の交配では誕生させることができなかったからです。

いま青い花づくりで用いられている遺伝子は、青いカーネーションではペチュニアとパンジー、青いバラではトレニアの遺伝子が導入されており、青いユリではカンパニュラの遺伝子が導入されています。

なぜ青い花なのか。花卉市場の大きさをにらんだ企業戦略がそこにあります。二〇〇九年の花卉小売市場は一兆六九三億円（矢野経済研究所）と、一兆円を超える大きな市場です。しかし、開発が過熱すればするほど、懸念されるのが生物多様性への影響です。現在、環境への影響に関しては、

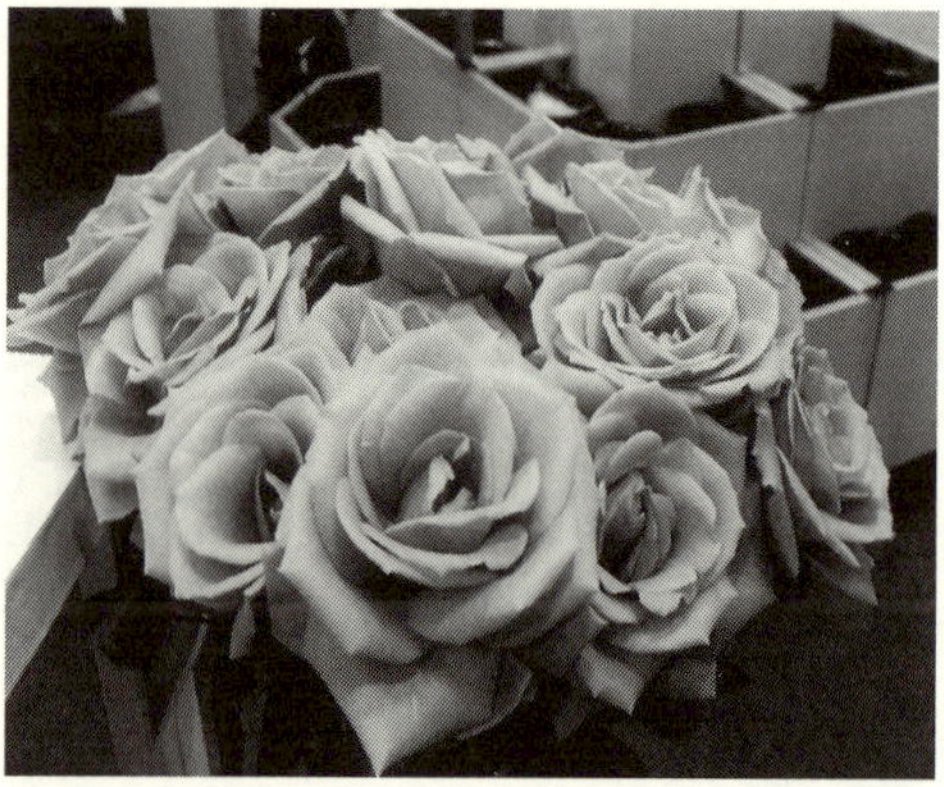

サントリーが開発・販売している青いバラ（提供・マーティン・フリッド）

カルタヘナ議定書に基づく国内法で規制されています。しかし、この法律は野生植物への影響だけを規制し、農作物や野生動物、人間への影響などを事実上対象外とするなど、実効性を持たないことが問題になってきました。

遺伝子組み換え花で懸念《けねん》されるのは、交雑の範囲が広いことです。ユリ科は、植物においてイネ科、ラン科に次いで大きな科です。カーネーションはナデシコ科で、野生植物が多いことで知られています。バラ科にはナシ、リンゴ、ビワなどの果実もあります。徐々に交雑の範囲が広がり、いったん種の壁を超え広がり始めると、やがて科全体にまで汚染が及ぶ可能性もあり得ます。

さらにはバラの場合、挿《さ》し木で増やすことができます。すなわち、遺伝子組み換え生物を各家庭で簡単に増殖できる、初めてのケースです。また花卉の場合、食の安全は評価されていません。しかし交雑の拡大によってやがて食品にまで影響が及ぶ可能性もあります。

そもそも、なぜ色を変える必要があるのでしょうか。なぜバラやカーネーション、ユリなどには青い色がないのか、そこには色のすみわけなど、

挿し木

植物の成長点などの一部を切り離し、土にさして発芽・発根させる繁殖法。この方法を用いると、母木と遺伝的に同じ形質の植物を簡単に得ることができる。

昆虫や鳥など生態系全体にかかわる自然の知恵があるはずです。人間の商売優先の考えが、地球や人間に負の影響を拡大してきましたが、その一つのケースになりかねません。

Q19 クローンと遺伝子組み換えは違うのですか？

同じバイオテクノロジーを用いた生命改造技術だと思うのですが、クローンは遺伝子組み換えとは違うのですか？　どちらも自然界には存在しないものですね。

二〇〇九年一月一九日に、日本の食品安全委員会の専門調査会ワーキンググループが、「体細胞クローン家畜は食品として安全」と評価しました。これを受けて、食品安全委員会が、食品として認める答申を出し、厚労省がそれを受けて正式に認めました。しかし、とても食品になるような状況にありません。

クローンとは、語源はギリシャ語で小枝のことで、植物が受精を通さないで、挿し木などで増えることを意味します。木の場合、このように受精を経ないで、同じ遺伝子を持った品種を増やすことができます。遺伝的に同じ生命体を作り出すことをクローンといい、植物や微生物では、さほど難しい技術ではありません。しかし、家畜などの動物では大変に難しい技術です。

クローン技術は動物の場合、大きく分けて、遺伝的に同じ兄弟姉妹を作り出す受精卵クローン技術と、遺伝的に同じ親子を作り出す体細胞クローン技術があります。クローン技術は、人工授精から始まった生殖操作技術の積み重ねによって誕生しました。とくに体外受精技術や代理出産などは、どちらのクローン技術でも、必要不可欠のものです。

まず受精卵クローン技術が先行しました。牛を例に見ていきたいと思います。体外受精で優良牛の精子と卵子を掛け合わせ、受精卵を作り出します。その受精卵が細胞分裂を起こして一六～六四の細胞数になった際にバラバラにして、その一つ一つを別々の卵子の中に入れます。卵子は屠畜場《とちくじょう》で解体された牛などから大量に入手できます。卵子の核はあらかじめ取り除いておきます。そうすると優良牛同士を掛け合わせた遺伝子を持つ「受精卵」がたくさんできます。それを代理母に出産させます。この方法を用いると、うまくいくと一度

体細胞クローン

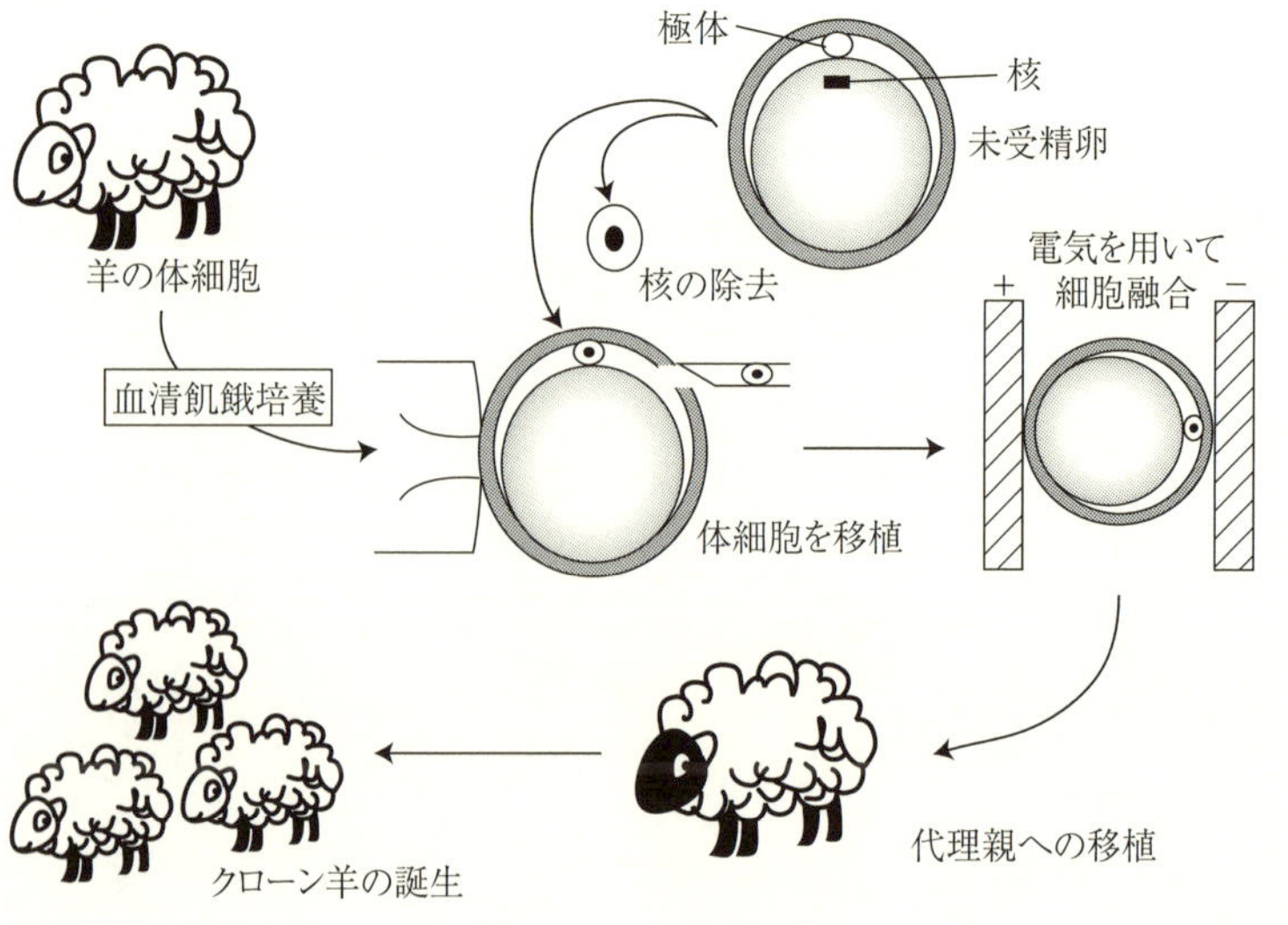

に遺伝的にまったく同じ優良牛の兄弟姉妹を数十頭誕生させることができます。これが受精卵クローンです。

体細胞クローン技術は、受精卵クローン技術に比べてはるかに難しく、長い間不可能と思われていました。体細胞クローン技術では、受精卵を分割した細胞ではなく、臓器や組織などの体細胞を用います。体細胞とは、体を構成する、生殖細胞以外の細胞のことです。優良牛から体細胞を取り出し培養します。その培養した体細胞をバラバラにして、その一つ一つを卵子の中に入れます。卵子はやはり屠畜場で解体された牛などから入手します。卵子の核はあらかじめ取り除いておきます。そうすると優良牛の遺伝子を持つ「受精卵」代わりの「クローン胚」がたくさんでき、それを代理母に出産させます。そのため雌の体細胞クローン牛を誕生させるのに、三頭の母親が必要になります。体細胞を提供する母親、卵子を提供する母親、そして出産する母親です。父親は必要ありません。

受精卵クローン

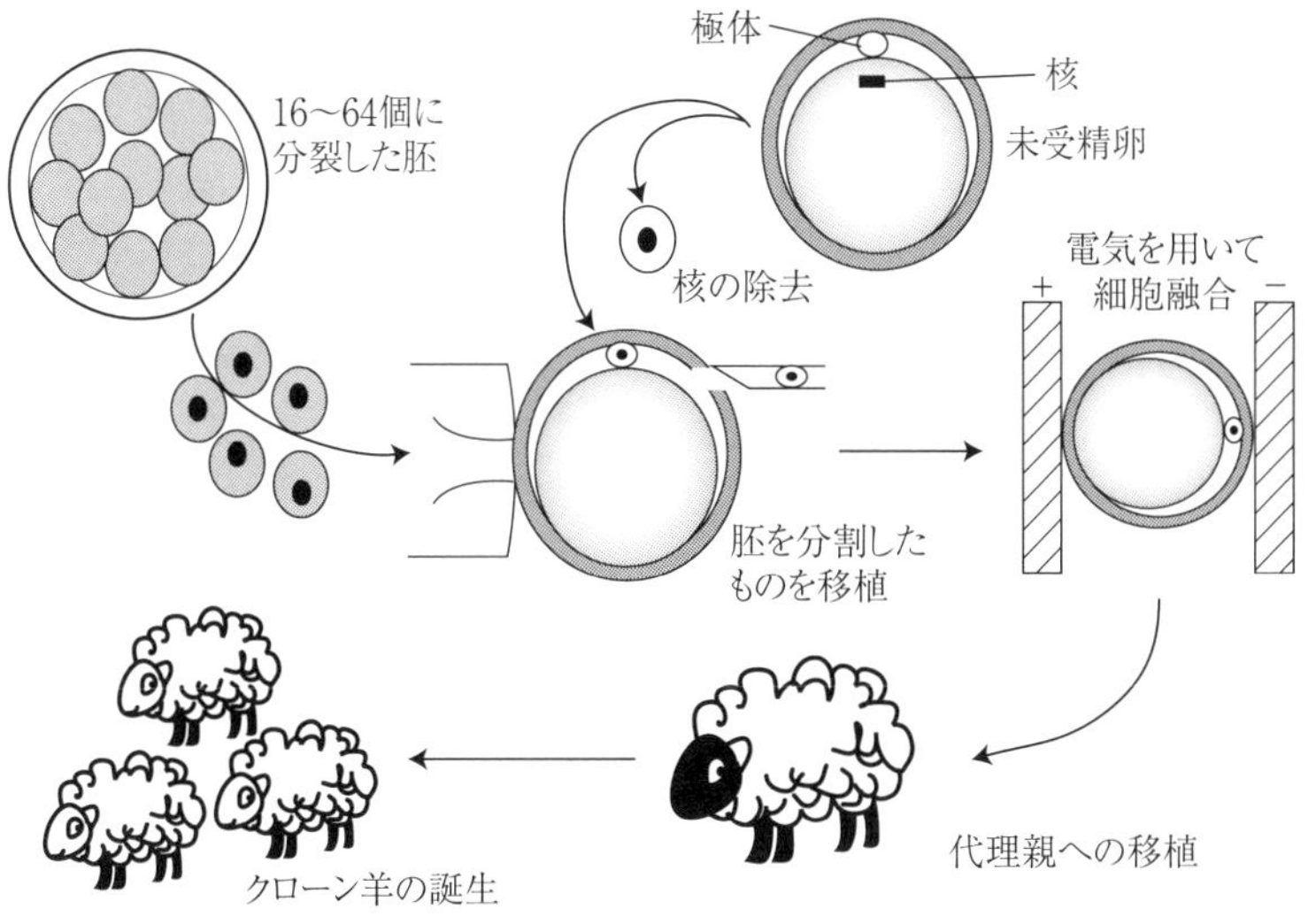

一九九六年七月五日に、世界で初めて体細胞クローン動物が誕生しました。それがクローン羊「ドリー」です。このクローン羊づくりに用いられた細胞は、六歳まで成長した雌の羊の乳腺の細胞でした。乳腺細胞から作られたため、グラマーな女優の「ドリー・バートン」から命名されました。乳腺細胞を試験管内で何世代も培養しつづけました。その乳腺の細胞を、核を取り除いた卵子に入れ、受精卵同様の「クローン胚」をつくり、それを代理母にあたる他の羊の体内に移植し誕生させました。

このように体細胞クローンは、通常の生殖を経ないで、遺伝的に同じ生命をつくる技術です。通常ですと父親と母親の両方から遺伝子を受け継ぐため、片方の親と遺伝的に同じ子どもは誕生しません。受精卵クローンは、兄弟姉妹が遺伝的に同じであっても、生まれた子どもはすべて両親から遺伝子を受け継いでいます。ところが体細胞クローンは、片方の親の遺伝子だけで誕生することになります。

農水省は、「家畜クローン研究の現状」を定期的に発表しています。二〇一三年三月末時点のデータによると、体細胞クローン牛はこれまで五九四頭が誕生したものの、そのうち死産が八八頭、生後直後の死亡九五頭、病死等一四九頭で、研究機関で育成・試験中はわずか四一頭にすぎません。実に惨澹《さんたん》たる状況です。その原因はほとんど分かっていません。また、クローン豚と山羊についても詳細が示されていますが、これらも惨澹たる状況にあります。

誕生した家畜も異常が目立ちますが、それ以前の問題として、一頭の牛が誕生するまでに、無数の「クローン胚」を作り出さなければなりません。そのクローン胚から、苦労して出産までこぎ着けられるケースはごくまれ

「クローン家畜研究の現状」(2013年3月末時点)

受精卵クローン牛	
出生頭数	734頭
死産	77頭
生後直死	35頭
病死	105頭
事故死	20頭
試験供用	85頭
食肉出荷	340頭
不明	63頭
育成・試験中	9頭
受胎中	0頭

体細胞クローン牛	
出生頭数	594頭
死産	88頭
生後直死	95頭
病死(生後6カ月以内に死亡)	112頭
病死(生後6カ月以降に死亡)	37頭
事故死	10頭
試験供用	211頭
育成・試験中	41頭
受胎中	1頭

体細胞クローン豚	
出生頭数	628頭
死産	139頭
生後直死	62頭
病死	190頭
事故死	35頭
試験供用	217頭
育成・試験中	25頭
受胎中	0頭

体細胞クローン山羊	
出生頭数	9頭
死産	1頭
生後直死	3頭
病死	3頭
育成・試験中	2頭
受胎中	0頭

です。しかも、やっと誕生させたと思ったら、死産・出生直後の死亡が多く、病気で早く死ぬケースが多いのです。その病気も、一般の出産で誕生した牛に比べて、出生時の異常を引きずったものが多いのです。

Q20 クローン家畜って今どうなっているのですか？

一時、クローン牛が騒がれましたが、最近あまり聞きません。その後、どうなっているのですか？　生まれても、育つことは少ないとも聞いていますが。

体細胞クローン技術を用いて誕生した家畜は、内臓変形など異常が多く、死産や生後直後の死亡、病死が多いなどの問題点が指摘されています。食品安全委員会の専門調査会ワーキンググループの評価書でも、異常が多い点は認めています。しかし一定期間をすぎれば他の繁殖技術で生まれた家畜と同等である、だから安全としているのです。言い換えると、異常な子どもは早く死ぬ、生き残ったものは問題ない、だから安全だといっているのです。障害や病気が多くても、食品としては安全だから食べろといっても、納得する生産者や消費者はいないと思います。

加えて、世界的にクローン家畜の研究や開発が中止される傾向が広がっています。最近のニュースによると、ニュージーランドでクローン家畜を開発してきた施設が閉鎖されたといいます。その理由は高い死亡率にあると、開発を推進してきたアグリサーチ研究所の代表ジミー・スッティは述べています。

クローン家畜は技術的に失敗したといえます。そのためもはや開発の意味がなくなったのです。研究者の関心も、クローン技術からiPS細胞（人工多能性幹細胞）に移行しています。もはやクローン技術に対する期待も幻想も失われてしまったといえます。

二〇一三年六月二八日、農水省農林水産会議が「家畜クローン研究の現状」を発表しました。それによると、クローン家畜の開発はほぼ終焉《しゅうえん》を迎えたことが明らかになりました。

二〇一二年一〇月一日から二〇一三年三月三一日までの出生頭数は、受精卵クローン牛は三頭、体細胞クローン牛はゼロ頭です。受胎中は、受精卵クローン牛ゼロ頭、体細胞クローン牛一頭です。もはや風前の灯火《ともしび》の状態です。

体細胞クローン豚に関しては、出生が七頭ありましたが、こちらも受胎中はなく、後続は途切れています。体細胞クローン山羊は出生も受胎中も

家畜クローン研究の現状

	出生頭数	受胎頭数
受精卵クローン牛	3	0
体細胞クローン牛	0	1
体細胞クローン豚	7	0
体細胞クローン山羊	0	0

出生頭数は、2012年10月1日から2013年3月31日の期間

ゼロです。

もはやクローン技術は、研究も開発も行われなくなりつつあるといってよいといえます。クローン技術自体がうまくいかなかったことに加えて、ほとんどの研究者が、対象をクローン技術からＥＳ細胞やｉＰＳ細胞に移行したからです。

コラム④

ES細胞と・iPS細胞

iPS細胞とは、人工多能性幹細胞《じんこうたのうせいかんさいぼう》（induced pluripotent stem cell）のことです。テレビ・新聞をはじめ、ほとんどのジャーナリズムが、京都大学の山中伸弥教授がこれによってノーベル賞を受賞したことを絶賛しています。

科学はいま、企業化・商品化を基本としており、基礎科学は軽視、あるいは無視されています。しかもそこに存在するのは、御用学者の集団です。東京電力福島第一原発事故で「原子力村」の存在があらわとなりましたが、それはiPS細胞や遺伝子組み換え食品などを開発しているバイオテクノロジーの世界でも同様です。そこには「バイオ村」ともいえる、政府の審議会を占拠し、企業と癒着した研究者が存在しており、独立して研究している人はごくまれです。それは日本国内だけでなく、世界的なものといえます。

これまでバイオテクノロジーは、企業化・商品化という点でいうと、あまり成果を上げているとは言えません。その中でiPS細胞は久々の希望の星になっているのです。このiPS細胞が期待されている分野が、医薬品開発や、再生医療と呼ばれる臓器や組織といった人体の部品を作り出す道です。特に後者は、注目されています。再生医療とは、損傷した皮膚などを再生させる医療のことです。

iPS細胞が開発される前にES細胞（Embryonic stem cell）が開発されました。この細胞は、マスコミなどでは「万能細胞」と名づけられた胚性幹細胞のことです。このES細胞は、受精卵を壊さないとできないなど、人間への応用において倫理的な問題を抱え、応用が進みませんでした。また、韓国で起きた黄禹錫《ファンウソク》事件が、影を落とすことになりました。

韓国の英雄的科学者である黄禹錫が、人間の体細胞クローン胚からES細胞を樹立したと発表し、世界中が驚き、称賛しましたが、それが偽りだったという事件です。きわめて恵まれた条件で体細胞クローン胚からES細胞を作り出すのに成功したということでしたが、それが嘘だったことが分かった時に大きな衝撃が走りました。体細胞からES細胞を作ることのむずかしさを示したからです。これにより研究は、ES細胞からiPS細胞へと向かうのです。

iPS細胞は、体細胞の中の幹細胞からES細胞に似た細胞作りとして進められました。そして誕生したのです。iPS細胞は、ES細胞と似た細胞ですが、受精卵から作り出されたわけではないため、あらゆる組織や臓器に分化させるには、手数が必要でした。その手数とは、どのようにして体細胞の幹細胞にES細胞なみの能力を持たせるか、でした。

研究者たちは、競ってES細胞と同様の能力を持つiPS細胞作りに取り組み、最初に開発したのが京都大学の山中伸弥教授でした。その方法は、ゲノム解析でES細胞と体性幹細胞で遺伝子の異なる部分を探し、四つの遺伝子に絞り込み、それを組み換えて作り出したのです。その後、遺伝子の数を減らしたり、化学物質を用いるなど、さまざまなiPS細胞が開発されてきました。このiPS細胞は、受精卵を壊して作るわけではないため、倫理的問題は無くなったとして開発に歯止めがかからなくなり、競争が激化しました。

その後iPS細胞から、さまざまな臓器や組織を作る試みが進んでいます。

その一つの事例が、慶応大学教授・岡野栄之等の研究チームが行っている、神経幹細胞を用いる実験です。脊椎損傷を起こさせたマウスに、iPS細胞から作り出した神経幹細胞を導入したところ、マウスの後ろ足が動くようになったと報じられました。この岡野栄之等の研究チームはまた、精子の基となる細胞を作り出しました。その精子を受精させることで、機能が正常か否かを確認したい、という研究者の声が大きくなっています。もしその受精から、生命が誕生すれば「人工人間」となります。生命を扱う科学者の世界は、いったん歯止めを失ったため、より危うい世界へと入り込んできています。

iPS細胞の開発はまた、安全性もおざなりになってきました。この細胞が持つ増殖能力は発癌性と紙一重とみられているため、臓器移植の後に癌化する恐れも指摘されています。さらに、iPS細胞自体、あらゆる臓器や組織に分化する前の未分化の細胞であることから、その未分化な状態が残ると、一歩間違えると人間としての体の機能を奪う可能性があります。また、自らの体細胞を用いて作り出したｉＰＳ細胞を用いて、臓器や組織を作り出しても、遺伝子組み換えを行うため、異物として認識し、拒絶反応が起きる危険性もあります。倫理面や安全性よりも、企業化・商品化が優先されているのが、今の科学の世界です。その典型的なケースを、このｉＰＳ細胞に見ることができます。

iPS細胞の作り方

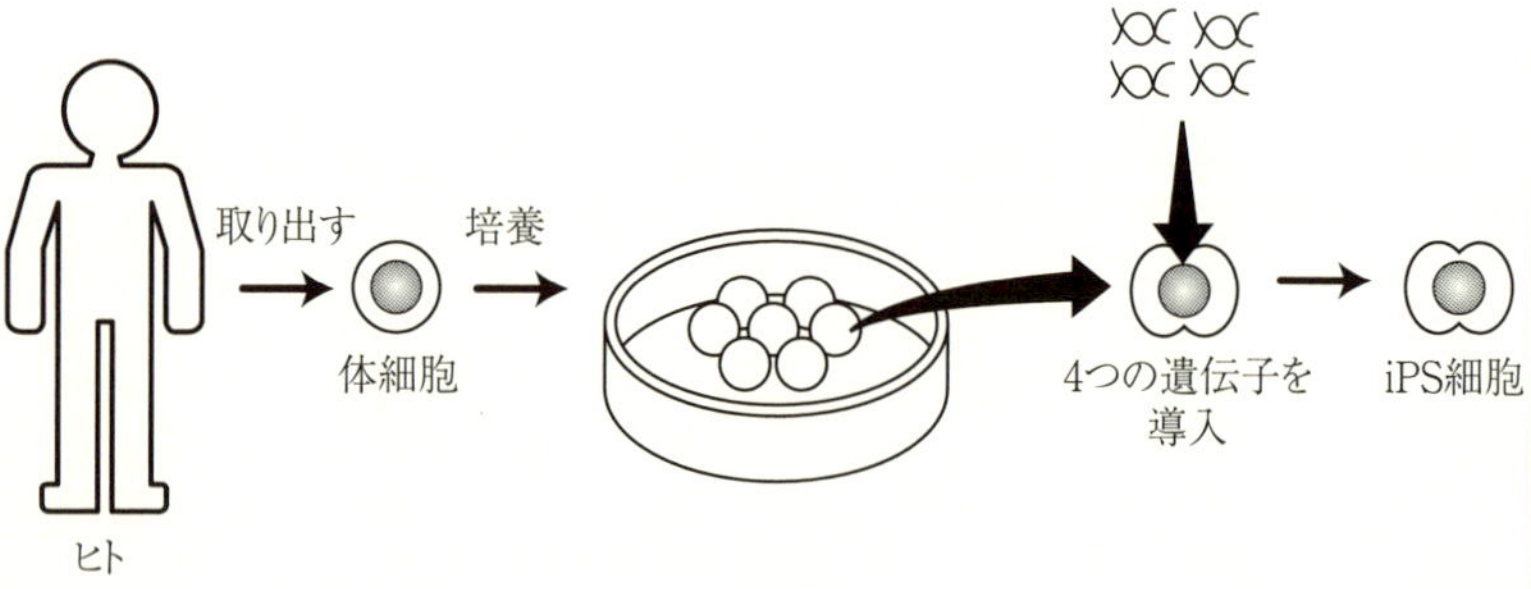

プロブレムQ&A

Ⅲ

遺伝子組み換え食品の安全性

Q21 遺伝子組み換え作物に用いられる除草剤は安全ですか？

遺伝子組み換え作物には、それようの除草剤が用いられるそうですが、その農薬は安全ですか？　危険だとすると、どんな作用がおきるのですか？

遺伝子組み換え食品は、それに用いられる農薬や、食品そのものの安全性に、多くの疑問が出されています。その一つに、遺伝子組み換え作物に用いられる農薬の危険性が相次いで指摘されています。除草剤耐性作物に使われる除草剤の散布による人の健康被害が広がり、アルゼンチンでは遺伝子組み換え大豆がもたらす悲劇が伝えられています。そのことを報告したのは、地域で活動している「地域を反映させるグループ（ＧＲＲ）」で、同報告は多数の医師、専門家、住民の証言から構成されています。それによると、特に際立《きわだ》っているのが、若年層の癌、出産時の障害、狼瘡《ろうそう》と呼ばれる皮膚障害、腎障害、呼吸器系の疾患などです。コルドバ州では、白血病、皮膚の潰瘍、内出血、遺伝障害などが多発し、サンタフェ州では、一〇倍の肝臓癌、三倍の胃癌・精巣癌が発生しているといいます。

また同じアルゼンチンで、同除草剤が胎児に障害をもたらす可能性があるとする見解を、発生学を専門とするブエノスアイレス大学教授アンドレス・カラスコが発表しました。同博士によると、両生類の胚を用いた実験で胎児に脳や腸、心臓に欠損を生じるケースがみられたといいます。この結果は、人間の胎児でも起きうると指摘しています。同教授はまた、この農薬が、ホルモンに悪い影響を及ぼし、催奇《さいき》形性だけでなく、発癌性をもたらすことが、よりはっきりとした、と指摘しています。

その他にも、アルゼンチンの医師グループが、遺伝子組み換え大豆の栽培拡大にともなうラウンドアップの使用量増加と出生異常の急増の関係に注目した報告書を発表しました。DNAの損傷、ラウンドアップの主成分グリホサートとその分解産物AMPA、神経発達障害などに関する内容を含むもので、二〇一〇年八月にコルドバ国立大学で開かれた第一回農薬散布実施市町村医師会議で報告されました。一九九六年以来、アルゼンチンでは除草剤でも枯れない「スーパー雑草」の拡大とともに、ラウンドアップの散布量が増加しており、当初一ヘクタールあたり二リットルだったも

AMPA
除草剤ラウンドアップが分解する過程で生じる物質。正式には、アミノヒドロキシメチルイソキサゾールプロピオン酸。

のが、現在、多いところでは一〇～二〇リットル散布されている地域もあり、そうした地域では一般市民が暮らす住居や、学校、公園、水源、運動場、仕事場などにも農薬が飛散しています。そうした地域で診療を行っている医師たちによれば、癌、先天性障害、出産での異常が急増しています（人口一万人あたりの出産での異常が、一九九七年には一〇人以上、二〇〇一年には二〇人以上、二〇〇八年には八〇人以上）。医師らは、遺伝子組み換え作物を導入した現在の農業生産方法を問題視しており、充分に研究し、社会的にも文化的にも納得できる、生態系の再生が可能な生産システムを選択できるようにするよう求めています。

除草剤ラウンドアップは、現在、日本でもっとも使われ、遺伝子組み換え作物の拡大にともない、世界的にも消費量が増えている農薬です。その除草剤ラウンドアップの主成分であるグリホサートの毒性について、環境保護団体のグリーンピースとGMフリーズが共同で「報告書」をまとめました。それは、企業と結びつかない独立した研究で、審査を経て学術誌などに掲載された論文二〇〇近くを分析したものです。それによるとグリホサートは、癌を引き起こし、出産に悪影響があり、パーキンソン病を含む

スーパー雑草
ラウンドアップのように、すべての植物を枯らす除草剤に対して抵抗力を持ち、枯れなくなった雑草。人間の手で刈るか、新たな除草剤を使用しなければならないため、コストもかかり、新たな農薬汚染の原因にもなっている（四三頁参照）。

ラウンドアップ
モンサント社が開発した除草剤で、すべての植物を枯らすところに特徴がある。そのため農作物にかかるとそれを枯らすため、日本では主に、公園や校庭、土手や畦道などで使用されている。

IARCによる発がん物質のランクづけ
IARCはこれまでも化学物質

神経系の疾患をもたらすといいます。また、ヒト胚（受精卵）を含む細胞にダメージをもたらし、ホルモン・バランスを崩す、と指摘しています。さらには水系を汚染し、そこに棲息《せいそく》する動植物、土壌の栄養素など環境への悪影響も指摘しています。

二〇一五年三月二〇日、WHO（世界保健機関）の専門家機関であるIARC（国際がん研究機関）が、農薬五種類を評価し発表しました。その中にラウンドアップの主成分のグリホサートが入っており、人間に対する発がん性の可能性が大きいとして「グループ2A」にランクしました。これにより明確に発がん物質として認められました。

や放射線などについて、発がん性を検討・評価し、ランク付けしてきた。ランクはグループ1から4まであり、グループ2は、A、Bに分けられているため、五段階で評価されている。グループ1は発がん性ありで、アスベストやダイオキシンなどがランクされている。グループ2Aは「おそらく（probably）発がん性あり」でPCBや紫外線などがランクされている。2Bは「発がん性の可能性がある（possibly）」でDDTや電磁波などがランクされている。グループ3は「発がん性を分類できない」、グループ4は「おそらく発がん性なし」で、グループ1はもちろん、2にランクされると基本的に発がん物質と認識されてきた。

Q22 遺伝子組み換え食品は安全ですか？

遺伝子組み換え食品が日本にもたくさん入り込んできているようですが、安全なのでしょうか？　危険だとすると、どんな影響が考えられますか？

遺伝子組み換え（GM）食品そのものがとても安全とは言えないことを、改めて示したのが、二〇〇九年五月一九日に米国環境医学会（AAEM）が発した「ポジション・ペーパー（意見書）」です。同学会は、遺伝子組み換え食品の即時のモラトリアム（一時停止）を求めました。そのメッセージは次のようなものでした。「いくつかの動物実験が示しているものは〝遺伝子組み換え食品と健康被害との間に、偶然を超えた関連性を示しており〟〝遺伝子組み換え食品は、毒性学的、アレルギーや免疫機能、妊娠や出産に関する健康、代謝、生理学的、そして遺伝学的な健康分野で、深刻な健康への脅威の原因となる〟と結論づけることができる。その上で、AAEMは次のことを求める。

ＧＭ食品のモラトリアムと即時の長期安全試験の実施、ＧＭ食品の全面表示の実行。……」

この報告では、多数の動物実験の結果が引用されていますが、それを大別すると三つのパターンに集約できます。いずれも複数の動物実験結果を受けたものです。

(1) 免疫機能への悪影響。
(2) 子孫が減少したり、ひ弱になる影響。
(3) 肝臓や腎臓など、解毒器官の損傷。

免疫機能が脅かされると、病気やアレルギーになりやすくなります。子や孫、曾孫《そうそん》の代で、数の減少が起き、ひ弱になるという実験結果が多く報告されています。肝臓や腎臓を傷害するケースも頻発しています。

また、二〇一一年にはカナダで、ＧＭ作物に用いる農薬や農薬成分が、妊娠した女性の体内に蓄積しやすいという研究結果が示され「生殖毒性誌」に発表されました。調査を行ったのは、カナダ、ケベック州シャーブ

生殖毒性
生殖細胞や生殖機能に悪い影響をもたらす毒性。

ルック大学医療センター産科婦人科の医師たちで、母体の蓄積と胎児への移行の関係を調べるため、除草剤の主成分とその代謝物、殺虫毒素の血液中の濃度を調べたものです。妊娠している女性と妊娠していない女性を対照して調べたところ、妊娠している女性により多く蓄積していたことが分かりました。さらには、妊娠している女性の場合、へその緒にも蓄積しており、胎児への移行の可能性が示されました。

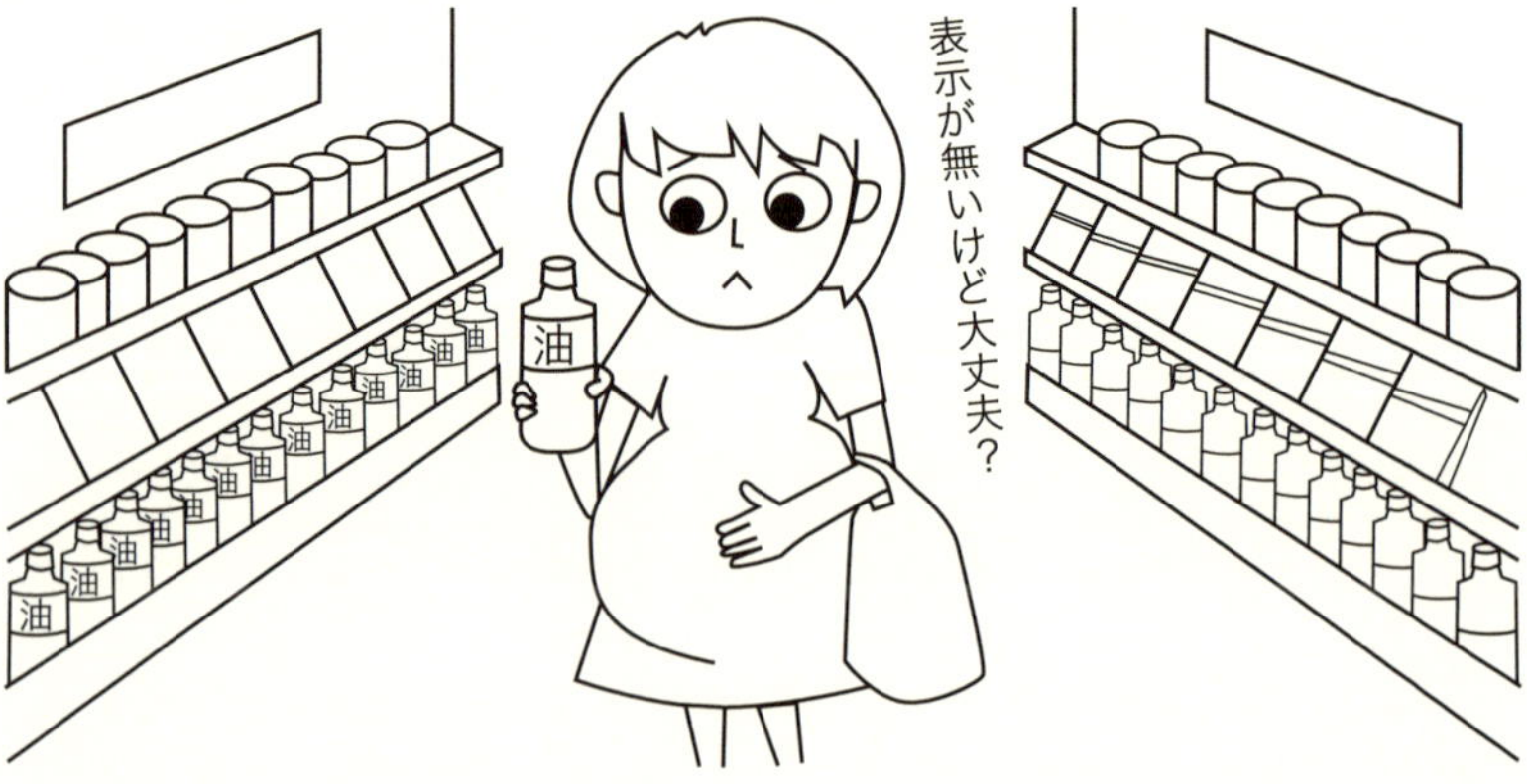

コラム⑤

遺伝子組み換え食品の危険性を示した米国環境医学会報告

米国環境医学会（ＡＡＥＭ）が、遺伝子組み換え（ＧＭ）食品の即時のモラトリアム（一時停止）を求めた。二〇〇九年五月一九日に発表された、そのメッセージは次のようなものである。

「米国環境医学会は本日、ＧＭ食品に関するポジション・ペーパーを発表した。それは『ＧＭ食品が深刻な健康被害をもたらす』ため、そのモラトリアムを求めたものである。いくつかの動物実験が示しているものは『ＧＭ食品と健康被害との間に、偶然を超えた関連性を示しており』『ＧＭ食品は、毒性学的、アレルギーや免疫機能、妊娠や出産に関する健康、代謝、生理学的、そして遺伝学的な健康分野で、深刻な健康への脅威の原因となる』と結論づけることができる。

その上で、ＡＡＥＭは次のことを求める。

ＧＭ食品のモラトリアムと即時の長期安全試験の実施、

ＧＭ食品の全面表示の実行。

ＧＭ食品を避けることができるように、患者、医学界、市民を教育する医者の養成。

患者の病気の過程でＧＭ食品の果たす役割を考慮する医者の養成。

人々の健康問題とＧＭ食品との関連を調査するためにデータを集め始める、独立した長期にわたる科学的研究」。

(The American Academy of Environmental Medicine 2009/5/19)

ＡＡＥＭは、一九六五年に設立された、環境問題と臨床医学を結んだ領域に取り組んでいる学会で、大気・食品・水などの汚染や生物化学兵器などが関係する病気を研究し、情報を提供してきた。

では、その多数の動物実験とはどんなものなのだろうか。引用された文献は七種類で、単行本一冊に論文六つである。単行本はジェフリー・スミスの『ジェネティック・ルーレット』[1]で、論文は昨年発表されたイタリア食品研究所やウィーン大学の報告などである。ジェフリー・スミスの本では、多数の動物実験例や実例が紹介されている。そのごく一部を紹介しよう。

ジェフリー・スミスによる多数の動物実験例紹介

一九九八年にロシア医科学アカデミー栄養学研究所が行った、遺伝子組み換え（GM）ポテトを用いた実験で、ラットに異常が起きていたことが判明した。実験に用いられたポテトは、モンサント社の殺虫性（Bt）ポテト「ニューリーフ」で、そのポテトを与えたラットの臓器や組織に損傷が生じていることが分かった。この実験結果は、八年間隠されてきたが、ロシアのグリーンピースと消費者団体による長い法廷闘争によって、二〇〇七年にようやく公開された。

二〇〇三年、カナダ・オンタリオ州のグエルフ大学の研究者が実施した動物実験で、GMトウモロコシを摂取した鶏が四二日間の飼育で死亡率が二倍になり、成長もバラバラになるという結果が出た。用いたトウモロコシはバイエル・クロップサイエンス社の「T25」（除草剤耐性）である。

モンサント社が開発した殺虫性トウモロコシ（Btコーン）「MON863」について、ドイツの裁判所が情報公開を命じたことから、同社が行ったラットによる動物実験の詳細が明るみに出た。それをフランスの統計専門家が再評価したところ、モンサント社は問題ないとしていたが、体重では雄が低下、雌が増加していた。また肝臓と腎臓、骨髄細胞にも悪影響が見られた。

その他にも数多くの実例が報告されている。ニュージーランドの市民団体がまとめた報告書で、Bt綿を運ぶ労働者の皮膚が黒く変色したり、吹き出物や水膨れが生じる例が示された。インドでは、Bt綿を収穫した後の畑を利用した牧草地で、草や葉を食べた羊や山羊が死亡するケースが相次いだ。ドイツでも殺虫性トウモロコシ（Btコーン）を飼料とした一二頭の牛が死亡している。

米国では、Btコーンを餌に用いた豚の繁殖率が激減することが報告されている。ある農家の豚の場合、約八〇％が妊娠しないし、この傾向は他の農家でも現れているという。Btコーンを与えると偽装妊娠（妊娠していないのに妊娠を装う）が起き、やめると偽装妊娠もなくなるという。

二〇〇四年、フィリピン・ミンダナオ島で、Ｂｔコーンを栽培している農場の近くに住む農家の間で発熱や、呼吸器疾患、皮膚障害などが広がっていることが分かり検査したところ、三種類の抗体で異常増殖が見られ、反応が花粉の飛散時期と重なり、抗体がいずれもＢｔコーンにかかわることが分かった。

以上の事例は、この本で紹介されているもののごく一部である。ＡＡＥＭは、このジェフリー・スミスの本以外に六つの論文を紹介している。それらについて書かれた部分を紹介しよう。

多数の動物実験から見る健康障害の可能性

「ＧＭ食品と健康への悪い影響の間には、偶然以上の関連性がある。ヒルズ・クライテリア（一九六五年に英国王立医学協会が出した環境と病気との関連性を見る際の基準）の定義に基づいて見ると、関連性の強さ、一貫性、特異性、生物学的傾向、生物学的妥当性の領域で因果関係が見て取れる。ＧＭ食品と病気との関連性、一貫性は、いくつかの動物実験で確認できる[1-7]。

ＧＭ食品と特定の病気の経緯との関連もまた裏付けられている。複数の動物実験が[2,7]、喘息、アレルギー、炎症に関係するサイトカイン（微生物や花粉などの異物の侵入を知らせる情報伝達物質）の変化を含む、免疫上重大な変調をもたらすことを示している。

いくつかの動物実験はまた、肝臓の構造や機能の変化を示している。そこには脂質や炭水化物の代謝の変化とともに細胞質の変化も含まれており、それは老化を早め、活性酸素の増加を導くと思われる[3,4,6]。

さらには腎臓、膵臓、脾臓の変化も記録されている[2,4,6]。

二〇〇八年に発表された最近のＢｔコーンと不妊に関する研究では、マウスで有意な子孫の減少と体重の減少を示した。この研究はまた、ＧＭトウモロコシを与えたマウスで四〇〇を超える遺伝子に顕著な変化が起きていた[4]。これらの遺伝子は、蛋白質の合成や細胞間の情報伝達、コレステロールの合成、インスリンの抑制を制御していることで知られている。

ある研究では、ＧＭ飼料を用いた動物に腸の損傷が起きていた。そこには増殖性細胞の増加や腸の免疫システムの崩壊も含まれる[2]。

生物学的傾向を見るために行った、Ｓ・クロスボらの実験では、Ｂｔ米を食べたラットでＢｔ毒素に特異に反応するIgAが見られた[7]。」

免疫への影響では、イタリア食品研究所のエレーナ・メンゲリらが行った研究などが引用されている。その実験で用いたＧＭトウモロコシは「ＭＯＮ８１０」（殺虫性）で、マウスに三〇日間と九〇日間与え、腸、上皮、脾臓、リンパ球を調べている。その結果、三〇日間、九〇日間いずれも、対照群（非ＧＭ飼料）に比べて、生後二一日の幼いマウス、一八―一九月齢の年とったマウスでＴ細胞、Ｂ細胞などの割合で有意の差が見られた。また、ＭＯＮ８１０を摂取した後に、IL―13などが増加していた。この結果について実験者は、同じ年齢に当たる人間への影響が懸念されるとしている[2]。

また、デンマーク国立食品研究所のＳ・クロスボら、英国、スコットランド、中国の研究者は共同で、ラットにＧＭ米を与えて、免疫毒性学的研究を行った。用いたＧＭ米には、Ｂｔ毒素の一つＣｒｙ―Abを作る遺伝子を導入した。また、インゲン豆のレクチン遺伝子もポジティブ・コントロールに用いた。総免疫グロブリンなどが調べられたが、Ｂｔ毒素に特異に反応するIgAが見られた[7]。

肝臓への影響では、イタリア・ベローナ大学のＭ・マラテスタら、いくつかのイタリアの大学の研究者が共同で行った、年老いた雌のマウスでＧＭ大豆を用いた実験がある。結果は、乳離れ以来二四月齢までＧＭ大豆を与えた集団は、対照群（非ＧＭ大豆）に比べて、肝細胞の代謝、ストレス反応、カルシウムによる情報伝達、ミトコンドリアにかかわる蛋白質の発現で特異的な変化が見られた。また肝細胞で核とミトコンドリアの変化が、代謝の衰えとともに見られた[3]。

また、不妊や子孫への影響では、オーストリア政府が支援しウィーン大学獣医学教授ユルゲン・ツェンテクらが行った実験が、引用されている。この実験で用いたＧＭトウモロコシはモンサント社の「ＮＫ６０３（除草剤耐性）とＭＯＮ８１０（殺虫性）」を掛け合わせたもの。実験は長期摂取による影響を調べたもので、二種類行われた。一つ目は、四世代にわたる観察試験で、外見の変化に加えて、組織学的、分子生物学的分析も行われたが、ここでは対照群に比べて有意差は出なかった。二つ目は、継続的繁殖試験（二〇週で四回出産）で、ここでは有意の差が出た。後者の実験では、GMトウモロコシを三三％含んだ飼料を与えたマウスが、対照群（非GM飼料）に比べて、三、四世代目で子孫の減少と体重の減少があった。[4]

　これらの実験で用いられたGM食品は、そのほとんどが日本では食品として承認されている。環境医学会が指摘するように、GM食品の即時流通停止を行い、安全性を全面的に見直す時期に来ているように思う。また消費者が選べるように、食品表示の抜本的な改正も必要である。

引用文献

1　ジェフリー・スミス「Genetic Roulette」Yes Books、二〇〇七年

2　E・メンゲリ（イタリア食品研究所）らのGMトウモロコシ（MON810）を用いた実験の論文、Agricultural and Food Chemistry、二〇〇八年

3　M・マラテスタらのGM大豆を用いた実験の論文、Histochemistry and Cell Biology、二〇〇八年

4　J・ツェンテック（ウィーン大学）らのGMトウモロコシ（NK603×MON810）を用いた実験の論文、Family and Youth、二〇〇八年

5　A・プシュタイ（ロウェット研究所）らのGMジャガイモを用いた実験の論文、Lancet, 354

6　A・キリックらのBtコーンを三世代にわたりラットに投与した実験の論文、Food Chemistry and Toxicology、二〇〇八年

7　S・クロスボらのGM米を用いた実験の論文、Toxicology、二〇〇八年

　以上は、『週刊金曜日』に掲載した原稿に加筆したものであるが、その後も、新たな動物実験例が紹介された。その一つが、フランスのカーン大学とルーアン大学の研究チームが行った動物実験で、ラットに異常が起きていることがわかった。用いたGMトウモロコシは、いずれもモンサ

ント社の殺虫性トウモロコシのMON810、MON863、除草剤耐性トウモロコシのNK603である。それらを九〇日間ラットに与えた。生化学的分析が行われ、その結果、腎臓と肝臓といった食物解毒臓器に悪影響がみられた。さらには心臓、副腎、脾臓、造血器官に損傷が見られたというもの。実験結果は、『国際生物科学ジャーナル』誌に発表された。論文では、さらに長期にわたる影響を研究する必要があると述べ、実際に行ったのが、別途報告したカーン大学の動物実験例（Q23）である。(Int J Biol Sci 2009;5.706-726)

さらにはロシアの研究グループが、GM大豆をハムスターに与えると生殖機能に影響がでる、という研究結果を明らかにした。実験は、二年間、三世代にわたりハムスターにGM大豆を食べさせたもの。雄雌のペア五組ずつ、四グループのハムスターに、普通の餌とともに、大豆なし（コントロール）、非GM大豆、GM大豆、高濃度のGM大豆を混ぜて与えて行った。それぞれのペアが七～八匹の仔を産み（第二世代）、その仔同士のペアがさらに仔を産んだ（第三世代）。

その結果であるが、コントロール群では五二匹、非GM大豆グループでは七八匹の仔が生まれたが、GM大豆グループでは四〇匹しか生まれず、そのうち二五％が死んでしまった（コントロール群の死亡率（五％）に比べると五倍）。さらに、高濃度のGM大豆グループでは、たった一匹の雌しか仔を産まず、生まれた一六匹のうち二〇％が死んだ。成長・成熟もGM大豆を与えたグループの方が遅く、第三世代では口腔内に毛が生える個体も確認されたという。(Huffington Post 2010/4/20)

Q23 映画にもなったカーン大学の動物実験って、どんなものですか？

フランスのカーン大学で重要な動物実験が行われたと聞きました。どんな実験でどのようなことが判明したのですか？映画にもなったと聞きましたが。

フランス・カーン大学の分子生物学者で内分泌学者のジレ・エリック・セラリーニなどの研究チームが、ラットを用いて行った動物実験で遺伝子組み換え食品の危険性を改めて示しました。この実験の特徴は、映画でその過程を公開している点にあります。このようなケースは初めてです。また客観的評価に耐えうるように、開発メーカーなどがかかわらない、独立した資金で行われた点も画期的です。

論文はピア・レヴュー（審査）を経て、「Food and Chemical Toxicology（食品と化学毒物学）」（二〇一二年九月）に掲載されました。動物実験は、モンサント社の除草剤耐性トウモロコシ「ＮＫ６０３」と、除草剤ラウンドアップを用いて行われました。ラットは一〇の集団、二〇〇匹（雄・雌一〇〇匹ずつ）が用いられました。通常は一〇匹以上、三つの集団程度であるのに比較して、大規模に行われました。しかも通常の実験が九〇日であるのに対して、二年間という長期にわたる実験が行われました。また、通常よりもこまめに観察が行われ、検査項目も多いところに特徴があります。また、予備実験も行われており、その予備実験と生化学的なデータは同様でした。

一〇の集団は、次のように分けられました。

(1)　GMトウモロコシを含んだ飼料を与えた集団。GMトウモロコシをそれぞれ三三％、二二％、一一％含んだ飼料を与えた集団に分け、それぞれ雄・雌一〇匹ずつが用いられました。この場合、トウモロコシにラウンドアップはかけられていません。

(2)　ラウンドアップをかけたGMトウモロコシを含んだ飼料を与えた集団。ラウンドアップは、一リットルあたり五四〇 gのグリホサートを含んだものを一 haあたり三リットル使用しました。このGMトウモロコシ三三％、二二％、一一％を組み合わせた飼料を与えた集団に分け、それぞれ雄・雌一〇匹ずつが用いられました。

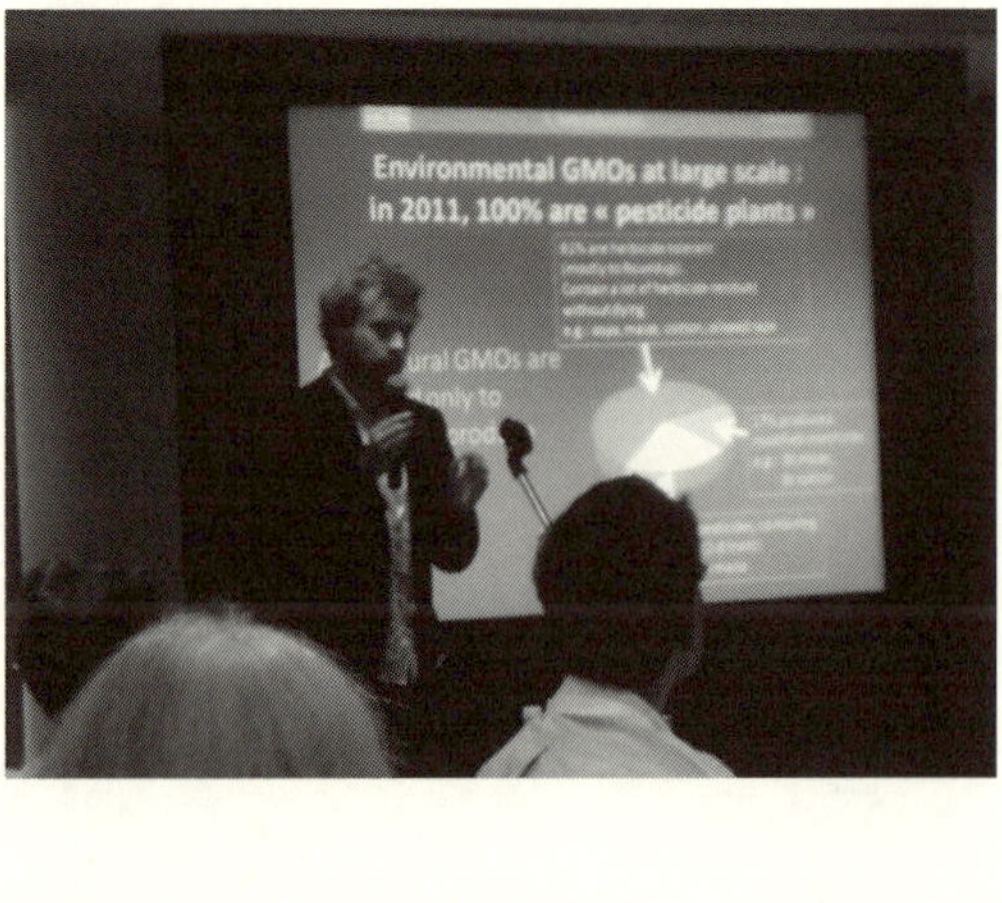

Environmental GMOs at large scale :
in 2011, 100% are « pesticide plants »

仏カーン大学の研究者による実験内容の発表（二〇一二年十月インドにて）

(3)ラウンドアップを含んだ水を与えた集団。高濃度、中濃度、低濃度の三つの集団に分け、それぞれ雄・雌一〇匹ずつが用いられました。この場合、低濃度は〇・一ppbで水道水の残留基準以下、中濃度は〇・〇九％で飼料中に存在する程度、高濃度は〇・五％で農業労働の際に希釈される半分程度になっています。

(4)ラウンドアップもＮＫ６０３も含まない飼料で、Ｎｏｎ―ＧＭトウモロコシを三三％含んだ飼料を与えた集団。雄・雌一〇匹ずつが用いられました。

以上のように、ラットは細かく分けられ、それぞれ雄・雌一〇匹ずつが用いられました。この実験の結果を簡略に述べると、(1)～(3)の投与群は、(4)のＮｏｎ―ＧＭＯの対照群に比べて、それぞれ少しずつ違いはあるものの、低い暴露《ばくろ》でも影響があることが分かりました。量依存による変化が見られませんでしたが、対照群との間には違いがありました。このような低い暴露でも起きる影響を、「スレショルド効果」というそうです。

仏カーン大学の実験では雌での乳がんの肥大化が目立つ結果となった

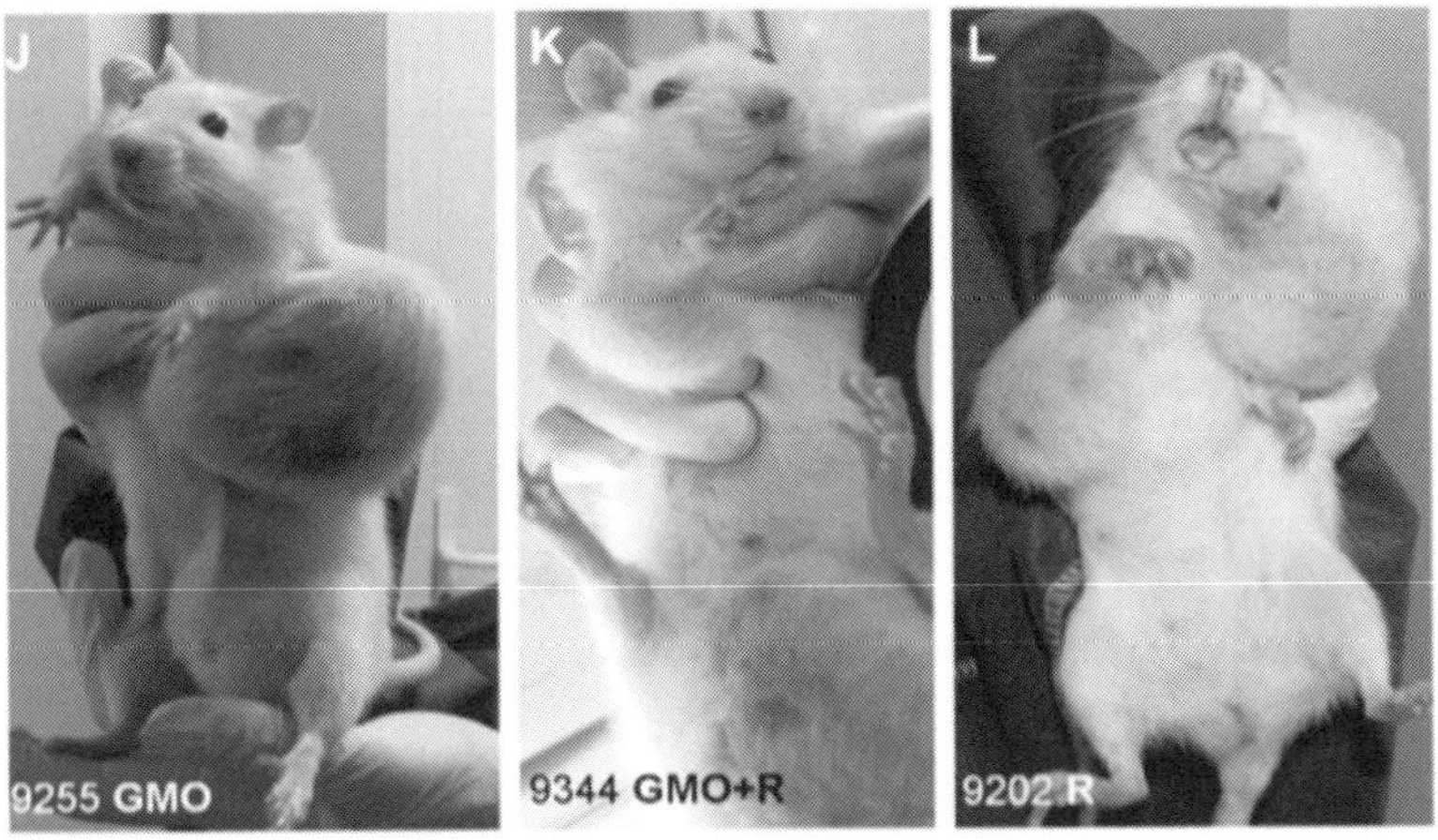

また雌と雄では寿命でも、腫瘍などでも健康被害の出方が異なっている点でも特徴がありました。早期死亡率では、雄はほとんど影響がなかったのに対して、雌は投与群の早期死亡率がきわめて高かったのです。しかし雄でも、自然死は少なく病気による死亡が多かったのです。雌では、大きな腫瘍の発生率が高く、その大半が乳癌でした。雌では乳癌以外には、脳下垂体《のうかすいたい》の異常が多かったのです。雄では肝機能障害と腎臓の肥大、皮膚癌、消化器系への影響がみられました。生化学的データでも、腎臓の異常を示す物質の増加がみられました。

雌に乳癌を引き起こしているケースが顕著ですが、とくにラウンドアップ投与群に顕著であり、それはラウンドアップがホルモンをかく乱する物質（環境ホルモン）であることが主な原因ではないかと考えられる、と研究者は指摘しています。

しかし、ラウンドアップを散布していないトウモロコシにおいても死亡率の増加や腫瘍の増加がみられました。それは、除草剤耐性トウモロコシに特異的に起きる生成物が、影響している可能性が大きいとみられます。というのは、除草剤耐性作物は、除草剤ラウンドアップに耐性を持たせるためにアグロバクテリウムが持つ変異ＥＰＳＰＳを大量に発現させています。この酵素は、シキミ酸経路に関与した酵素であり、フェノール酸の中のフェルラ酸とカフェ酸を大幅に低下させていることが判明しました。このフェルラ酸とカフェ酸の低下が発癌に対する抵抗力を引き下げたり、腎臓や肝臓に悪影響をもたらしたと思われる、と研究者は指摘しています。

このセラリーニなどが行った動物実験を掲載した論文は、最初、「Food and Chemical Toxicology」に掲載されましたが、同誌がその掲載を取り消しました。この論文掲載取り消しに直接つながると思われるのが、二〇一三年初めに同誌の編集スタッフに元モンサント社にいた科学者でバイオテクノロジー業界と強いつながりのあるリチャード・Ｅ・グッドマンが入ったことです。加えて、論文掲載後に起きた、ＧＭＯ推進派による徹底的な同誌攻撃が原因と考えられます。論文掲載が取り消されたことから、論文そのものを見ることができなくなったため、「環境科学欧州（Environmental Sciences Europe）」誌がこの論文を再掲載しました。

アグロバクテリウム
土壌にいる小さな短い細菌。植物に侵入して病瘤をつくる。

EPSPS
3-ホスホシキミ酸-1-カルボキシビニルトランスフェラーゼのこと。シキミ酸経路に属する酵素で、ラウンドアップは、このＥＰＳＰＳを阻害することで、ほとんどすべての植物を枯らす。

Q24 世界銀行の報告書が遺伝子組み換え作物を見限った!?

世界銀行が「遺伝子組み換え作物には未来はない」と結論づけたというのは本当ですか？　やはり、自然が一番ということなのでしょうか？

二〇〇八年に世界銀行が出した「これからどのような農業に投資をしていったらよいか」をまとめた調査報告書では、遺伝子組み換え作物に未来はなく、有機農業など環境保全型農業に投資すべきだと結論づけました。本来、米国政府や多国籍企業の味方のはずの世界銀行が、遺伝子組み換え作物を見限ったのです。

これは二〇〇三年に始まったＩＡＡＳＴＤ（開発のための農業科学技術国際評価）で、農業で最も有効な科学技術とは何かを総合的に判断するプロジェクトです。世界銀行が提案して、国連食糧農業機関（ＦＡＯ）、国連環境計画（ＵＮＥＰ）、世界保健機関（ＷＨＯ）などの協力で行われた、これまでで最大規模の農業アセスメントです。そこでの遺伝子組み換え作物に

世界銀行

第二次世界大戦の戦後復興の枠組みを協議したブレトン・ウッズ協定に基づいて、戦後直後に設立された国際金融機関。ＩＢＲＤ国際復興開発銀行）とＩＤＡ（国際開発協会）を併せた名称で、途上国の政治や経済に介入してきた歴史を持つ。これらの機関に、ＩＦＣ（国際金融公社）、ＭＩＧＡ（多数国間投資保証機関）、ＩＣＳＩＤ（国際投資紛争処理機関）を併せて、世界銀行グループを構成している。このＩＣＳＩＤが、投資ファンドの利益を守り、

対する評価は、きわめて否定的です。その報告の概略をカンタベリー大学のジャック・A・ハイネマン教授がまとめています。遺伝子組み換え作物の評価は次のようなものです。

(1)　遺伝子組み換え作物が販売され始めてからの一四年間、遺伝子組み換え作物の収穫量が全体的、持続的または確実に増加したという証拠は何もない。

(2)　遺伝子組み換え作物を採用した農家の経費が持続的に減少した、またはそのような農家の収入が持続的かつ確実に増加したという証拠は何もない。

(3)　農薬の使用量が持続的に減っているという証拠は何もない。事実、除草剤の中には劇的に増加したものがあり、遺伝子組み換え作物への特殊な散布方法により、伝統農法を行う農家の雑草防除にたいする選択肢が狭められている。

(4)　遺伝子組み換え作物の圧倒的多くは、収穫量を高めることを目的として作られたのではなく、特定の農薬または殺虫剤を売るために作ら

内政に干渉し、TPP交渉でも大きな問題になっている。

WHO（世界保健機関）
国連の専門機関の一つで、公衆衛生の向上や人々の健康を守ることが目的で、一九四八年に設立された。一九二三年に設立された国際連盟保健機関と、一九〇九年に設立されたパリ公衆衛生国際事務局の取り組みを継続した形で設立された。本部はスイスのジュネーブにおかれている。

FAO（国連食糧農業機関）
国連の専門機関の一つで、途上国を中心に、世界各国の人びとの食糧生産と生活水準の向上を目的に、一九四五年に設立された。本部はイタリアのローマに置かれている。

れたものである。

(5) 世界の大多数の農家が求めるような作物が遺伝子操作によって生み出されたという証拠は何もない。

(6) 植物の遺伝資源を少数の巨大企業の知的財産権として無差別に強奪したことで種子業界が統合され、長期的な農作物の多様性と生物多様性が危機にさらされている。遺伝子組み換え動物が実現可能な商品となった場合には、同じ収縮作用が動物の遺伝資源についても起こることは間違いない。

以上です。解決策としてアセスメントが提案していることは、下記の通りです。

(1) 農業生態学的手法に投資することで、世界中の人々への持続可能な食料供給に貢献できるという確固とした証拠がある。

(2) 伝統的な交配やマーカー遺伝子利用による育種などの実証済みの技術にいますぐ再投資すべきである。

UNEP(国連環境計画)
国連の専門機関の一つで、一九七二年にスウェーデンのストックホルムで開催された国連環境会議での決議に基づき、地球環境を守り、人々の暮らしを守るために、一九七三年に設立された。本部はケニヤのナイロビに置かれている。

知的所有権
知的財産権ともいう。特許権や商標権、著作権などで、ハイテク化が進む中で、企業戦略の中心に据えられるようになってきた。

(3) 知的所有権の枠組みを緊急に見直すべきである。生物由来物質が特許や特許に準じる方法で保護され続けるのであれば、知的財産の定義と、知的財産を開発する公的機関に対するインセンティブを変える必要がある。

(4) 農産物輸出大国は、食料の安全保障と主権を国外でも推進する貿易援助方針を緊急に採用すべきである。

この報告は、環境の悪化や食糧危機が慢性化していますが、その状況をさらに悪化しかねない遺伝子組み換え作物に未来はなく、「農業生態学的手法」という言い方で、有機農業など環境保全型農業に未来を見い出しているのです。

Q25 日本では食の安全に関して、どのように規制が行われているのですか？

食品・飼料としての安全性評価が求められていますが、十分ですか？　安全対策のために、どのような規制が行われているのでしょうか？

遺伝子組み換え生物の扱いは、環境への影響に関しては、生物多様性に悪い影響がでないことが条件になっています。この件に関する法律には、国連の生物多様性条約のもとにあるカルタヘナ議定書に基づいて作られた「カルタヘナ国内法」があり、それに基づいて規制されています。

遺伝子組み換え作物を栽培したり、輸入するに際して、開発者や輸入する者等は、生物多様性への影響を評価した上で、その評価書を提出して承認を受けなければ、栽培も輸入もできないことになっています。作物の担当は、農水省と環境省です。

花などの食品や飼料に用いないものは、この評価だけで栽培や流通、販売ができます。環境への影響に関しては、別途、述べることにします。

生物多様性条約
　熱帯雨林保護など、自然環境を守るために、一九九二年にブラジルで開催された「地球サミット」で成立した国際条約。同条約には、遺伝子組み換え生物の規制を求めた「カルタヘナ議定書」と、自然から得られた経済的利益の衡平な分配を求めた「名古屋議定書」がある。

食品や食品添加物としての安全性に関しては、法律としては「食品衛生法」と「食品安全基本法」によって規制されています。担当は、厚労省で、安全性評価は食品安全委員会に諮問《しもん》されます。食品安全委員会で安全と評価されたものだけを、厚労省が認可する仕組みになっています。

飼料については担当は農水省で、法律としては「飼料安全法」と「食品安全基本法」で規制されています。飼料そのものの安全性に関しては、農業資材審議会が家畜に対する安全性評価を行います。同時に、作物を飼料として食べた家畜の肉や牛乳、乳製品、卵などの人間への安全性についてを、食品安全委員会に諮問し、同委員会が安全と評価されたものだけを、農水省が認可する仕組みになっています。

しかし、この安全性評価が問題で、とても安全を確認したとは言えない内容になっています。食品としての安全性評価には、次の問題点があります。基本的には「実質的同等性」の考え方に基づいています。実質的同等性とは、大豆を例に挙げると、通常の大豆も遺伝子組み換え大豆も「同じ大豆である」というところから始まります。その上で、違いの部分だけを評価します。どの点が違うかというと、導入した遺伝子が違います。さ

実質的同等性

トマトも遺伝子組み換えトマトも、同じトマトであり、実質的に同じであるという考え方。遺伝子組み換え食品を新しい食品とは考えない。この考え方に基づいて、安全性評価がほとんどなされないまま、遺伝子組み換え食品が世界的に流通を開始した。

らにはその遺伝子がもたらすアミノ酸の配列や、作られる蛋白質が違います。

まず、その遺伝子や、遺伝子を導入する際に用いるベクターなどの手段、アミノ酸の配列や蛋白質を評価します。例えば遺伝子の塩基配列や、アミノ酸の配列を見て、それらが過去に起こした、毒性やアレルギー誘発性などを評価します。その上で、作られた除草剤に強い性質や虫を殺す性質などをもたらす蛋白質が、胃や腸で分解しやすいかどうかを評価します。これには人工胃液・腸液での分解スピードを見て評価します。

遺伝子組み換え技術の問題点として、導入した遺伝子が導入された生物の遺伝子の働きを止めたり、あるいは変更を加えるなどの影響が懸念されています。またQ23で見たカーン大学の実験などでも指摘されていますが、導入した遺伝子が作り出す蛋白質が、導入された生物の代謝に影響を与え、大事な酵素やアミノ酸などを減少させたり、問題のある物質を増やしたりする恐れがあります。このような予期できない影響が、初めから指摘されており、この問題点については「実質的同等性」の考え方では対応できません。

しかも動物実験が免除されるなど、とても評価といえない内容です。また、評価するのは、その遺伝子組み換え食品を開発した企業です。自分が開発した食品を、よほどのことがない限り「危険」とみなすでしょうか。第三者機関が行うのではありません。食品安全委員会はあくまで、この企業が行った評価に基づいて審査を行うだけなのです。

Q26 日本では環境への影響を食い止めるための規制が行われているのですか？

カルタヘナ国内法によって、生物多様性影響評価が求められていますが、それで影響を食い止めることができるのでしょうか？　農作物への影響が心配です。

環境への影響に関しては、生物多様性条約のカルタヘナ議定書に基づいて「カルタヘナ国内法」（二〇〇四年二月一九日施行）が作られました。この国内法は、第一種使用（野外での開放系使用）と第二種使用（施設内の使用）に分けられ、第一種使用では生物多様性評価を行い、承認を得ることが求められています。第二種使用では環境への拡散防止措置を取ることが求められています。さらには遺伝子組み換え作物などの輸出者は相手国に通告、内容等を表示したもの以外は輸出できないことになっています。

遺伝子組み換え作物の栽培は、第一種使用になります。そのため栽培を行う際には、この法律に基づいて、あらかじめ「生物多様性に影響なし」と評価し、承認を得なければいけません。担当は、農水省と環境省です。

この生物多様性影響評価は、二段階に分かれています。まず隔離圃場《かくりほじょう》での栽培承認を得なければなりません。その隔離圃場で生物多様性影響評価を行い、一般圃場での栽培承認を得て、はじめて遺伝子組み換え作物を野外で栽培することができます。

しかし、この国内法は生物多様性を守るには、あまりにも問題点が多いのです。遺伝子組み換え作物を例にどんな問題点があるのか見てみましょう。

(1) 予防原則を「輸入規制に用いる」可能性ありとして制限しました。
(2) 「人の健康」への影響については（考慮という言葉で）はずしました。
(3) 「食品の安全性」は対象外にしました。
(4) 生物多様性評価の対象から農作物を排除しました。
(5) 昆虫や鳥といった動物の評価を限定、事実上排除しました。そのため、雑草を守るための法律と揶揄《やゆ》されました。

生物多様性条約で規定されている「生物」とはあらゆる生物のことです。

隔離圃場

遺伝子組み換え作物の栽培試験を行う際に、温室、網室、隔離圃場、一般圃場というように、徐々に環境への影響を評価しながら、野外実験を行う。隔離圃場といっても、人間の出入りは制約されるものの、昆虫や鳥の出入りはでき、花粉も周囲に飛散できるようになっている。

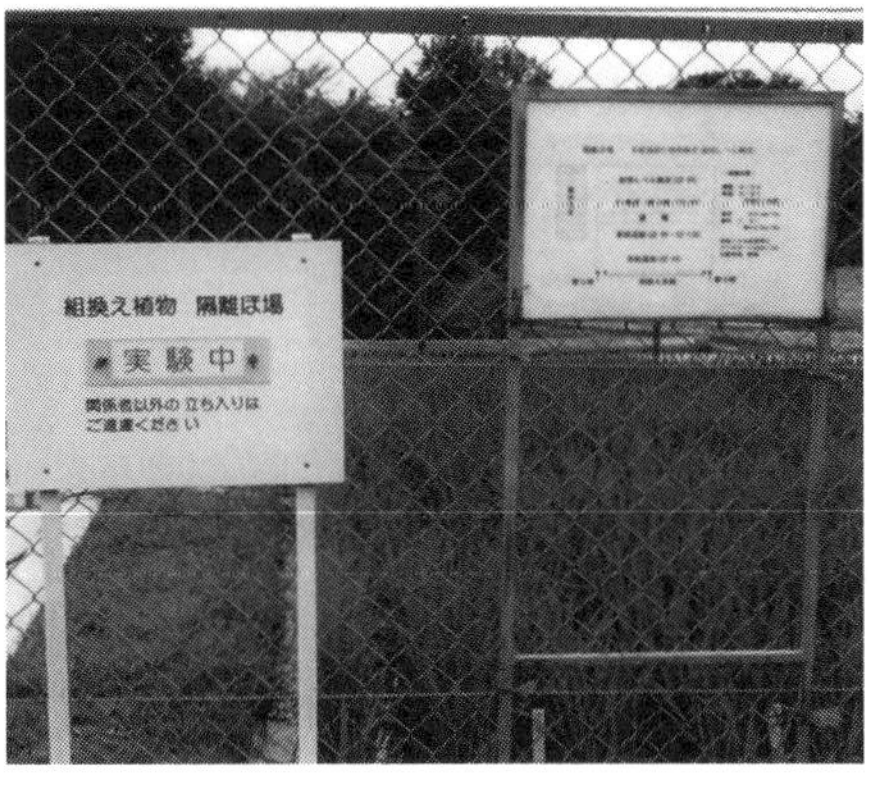

組換え植物 隔離ほ場
実験中
関係者以外の立ち入りは
ご遠慮ください

そのあらゆる生物への影響評価が大切です。農作物や動物などへの影響については評価の対象外とされたのです。もし本気で評価するのであれば、①遺伝子組み換え作物の自生などによる遺伝子汚染による影響、②除草剤耐性作物などの登場による農法の変更による影響、③使用する農薬・肥料等の変化による影響、④モノカルチャー化による影響などの評価も行わなければいけないはずです。

この国内法があまりにもお粗末であることから、参議院で付帯決議が付けられました。①予防原則に立つこと、②環境省がリーダーシップをとること、③情報公開と国民とのコミュニケーションをとること、④国民の意見を聞くこと、⑤食品の表示を再検討すること、⑥生物多様性条約やカルタヘナ議定書に加盟していない米国に条約や議定書加盟を促すこと、などが求められました。しかし、これらは守られていません。

また、この国内法施行に合わせて、農水省は「第一種使用に関する農水省の指針」を作成しました。しかし、この指針がとても規制にはならない問題のあるものでした。この遺伝子組み換え指針が示した作物栽培時の隔離距離を、北海道の独自の指針と比較してみます。北海道は、農水省の指

予防原則

慎重原則ともいわれ、疑わしい段階で規制や対策を立てていくこと。日本では、水俣病やイタイイタイ病、四日市喘息などの四大公害裁判の判決で、予兆があった段階で対処していればこれほど被害は拡大しなかった、と指摘され、予防原則の大切さが指摘された。環境保護や食の安全を守るうえで、大切な原則だが、米国政府や産業界が進める「科学主義」の前に影が薄くなっている。

モノカルチャー化

単一栽培化。同じ作物を広い面積に栽培すると、生産効率は高くなるが、地下水などの水収奪型になり、農地の荒廃が進み、生物多様性が失われ、結果的に生産力が弱まっていく傾向にある。

針では花粉の飛散による交雑を防ぐことができないとして、独自の隔離距離を決め、同時に、交雑実験を行っています。

それによると稲では、六〇〇メートル離れたところでも交雑が起きています。花粉飛散防止ネットも役に立たないことが示されました。

しかし農水省の指針では、わずか三〇メートルの隔離しか求めていません。そのため北海道は一〇倍の距離を設定しましたが、それでも交雑が起きることが示されました。なお元筑波大学教授の生井兵治さんによれば、稲の場合、交雑可能な距離は一・五km（風速五m／秒）に達します。三〇mという距離がいかに現実離れしているか、お分かりいただけると思います。

資料

「北海道が行った交雑実験」

	2007年の試験		2006年の試験	
	隔離距離	交雑率（%）	隔離距離	交雑率（%）
イネ	−	−	2 m	1.136
	−	−	26 m	0.529
	150 m	0.076	150 m	0.068
	300 m	0.023	300 m	0.024
	450 m	0.006	−	−
	600 m	0.028	−	−
大豆	10 m	0.003	10 m	0.029
	20 m	0.003	20 m	0.019
	45 m〜	確認されず	−	
トウモロコシ	250 m	0.0338	250 m	0.015
	600 m	0.0067	600 m	0.003
	850 m	0.0028	−	
	1200 m	0.0015	1200 m	確認されず

	2008年の試験		2007年の試験	
	隔離距離	交雑率（%）	隔離距離	交雑率（%）
テンサイ	〜300 m	交雑すべて確認	〜50 m	交雑すべて確認
	〜800 m	3分の2で確認	80 m〜	4/33試験区で確認
	800 m〜	5/22試験区で確認		
	（もっとも遠い距離は2000 m）			

「北海道の条例と農水省の指針が求めている隔離距離」

隔離距離		
	北海道の条例	農水省の指針
イネ	300m以上	30m以上
大豆	20	10
トウモロコシ	1200	600
ナタネ	1200	600
テンサイ	2000	−
(いずれも試験栽培のためのもの、一般栽培はこれに準じる)		

交雑の可能性(風速×花粉の寿命)		
	花粉の寿命	風速5m
イネ	5～6分	1.5km
ソルガム・ゴボウ	3～4時間	54.0km
メロン・スイカ	1～2日	432.0km
トウモロコシ・エンドウ	2～3日	864.0km
トマト・タマネギ	3～4日	1296.0km
小麦・キャベツ	5～6日	2160.0km
ビワ・シクラメン	2～3月	25920.0km
寿命の下限と風速を掛け合わせて単純に産出した数値 1カ月は30日で計算　(生井兵治・元筑波大学教授)		

Q27 国際条約などでの規制はないのでしょうか？

環境への影響を守るために、国際的にはどんな規制がありますか？　また、カルタヘナ議定書ではどんなことが決められたのですか？

カルタヘナ議定書とは？

環境への影響に関しては、カルタヘナ議定書が作られています。カルタヘナ議定書は、「バイオセーフティ議定書」といい、一九九二年に合意された生物多様性条約によって制定することが求められました（第一九条）。そのため生物多様性条約締約国《ていやくこく》会議で議論が積み重ねられ、一九九九年にコロンビアのカルタヘナで開催された締約国会議でほぼまとまり、二〇〇〇年一月二九日にカナダのモントリオールで開催された特別締約国会議で採択されました。二〇〇三年六月一三日に批准《ひじゅん》国が規定数を上回り発効しました。日本は二〇〇三年一一月二一日締結し、二〇〇四年二月一九日に発効しました。

このカルタヘナ議定書はどんな内容でしょうか。簡単にまとめると次のようになります。①前文で予防原則を求めています。②遺伝子組み換え食品などの改造生命体の国際間移動を規制したものです。③第八条で、輸出国に情報の正確さを確保するため法制定を求めています。④第九条で、輸入国に国内規制を求めていますが、これは「法律でなくてもよい」としています。⑤第二七条で、損害発生への責任と修復の方法を四年以内に確立するよう求めていますが、これが後に「名古屋・クアラルンプール補足議定書」としてまとめられました。

議定書は国際条約に基づくため、規制の対象は国際間の移動です。現在、大量の遺伝子組み換え作物が、輸出入されています。作物だけでなく、遺伝子を組み換えた実験用動物や、細胞、ウイルス、あるいは遺伝子そのものも取り引きされ、国際間を移動しています。その時、相手国に正確な情報が届いていなかったため、扱いがぞんざいになったりして逃げ出し、生物多様性や、その持続可能な利用に甚大な影響を与える可能性があります。それを防ぐのが目的です。

では、細かくみてみましょう。このカルタヘナ議定書の第一のポイントは、生物多様性条約同様、予防原則を求めた点にあります。生物種は一度絶滅すると、元に戻らないため、事前に対策を立てることが必要だからです。第二のポイントは、主に先進国からなる輸出国に正確な情報の提供を求め、そのために国内法を制定することを求めました。主に途上国からなる輸入国に対しても国内での対応を求めましたが、法制定までは求めませんでした。

この輸出国・輸入国に求めた規定に対応して、日本でも「カルタヘナ国内法」が制定され、二〇〇四年二月から施行されたことは、すでに述べました。

名古屋・クアラルンプール補足議定書

どのようにしたら、このような生物多様性破壊に歯止めをかけることができるでしょうか。カルタヘナ議定書は、第二七条で損害発生での「責任と修復」の方法を確立することを求めました。遺伝子組み換え作物などが汚染等を引き起こし、生物多様性に損害を与えたり、農業などの持続可能な利用に損失を与えた場合、誰が、どのように責任を負うのか、修復の方法や損害賠償はどうするのか、といった内容を決めるよう求めたものです。これが的確に実行されれば、生物多様性の破壊に歯止めがかけられると期待されました。

しかし、その中身や方法をめぐって、これまで激しい論争が繰り返されてきました。予防原則に立つか否か、責任を遺伝子組み換え作物開発企業にまで取らせることができるか否か、被害の原因の立証を被害者に求めるか否か、保証の裏付けとなる資金はどうするか、などです。この対立は主になるべく弱い規制を求める、被害を起こす側の輸出国、強い規制を求める、被害を起こされる側の輸入国の間で起きました。

現在、遺伝子組み換え生物の輸出国は主に先進国であり、輸入国は主に途上国であり、南北対立がここでも起きたのです。この「責任と修復」問題は、二〇一〇年一〇月に名古屋で開かれたカルタヘナ議定書・第五回締約国会議（ＭＯＰ５）での最大の争点でしたが、閉会の日に合意にこぎつけ、「名古屋・クアラルンプール補足議定書」という名称で採択されたのです。

この「責任と修復」の仕組みが確立すると、遺伝子組み換え生物が何か

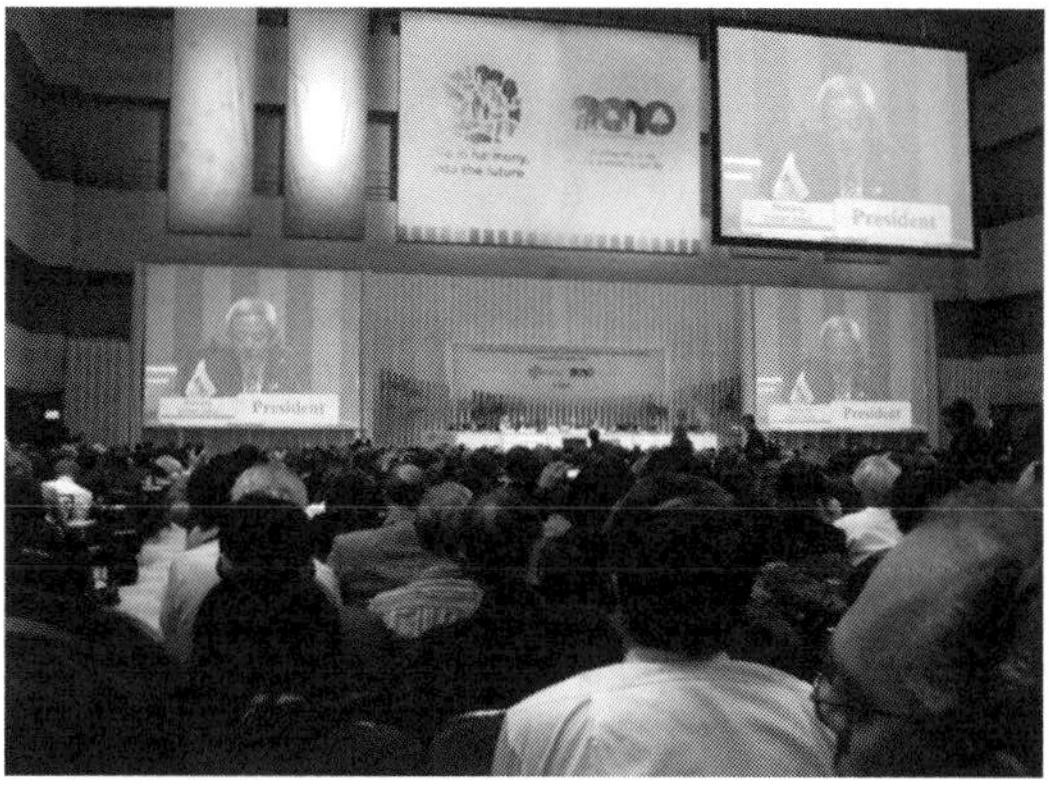

二〇一〇年に名古屋で開催された生物多様性条約締約国会議（COP10—MOP5）

被害や損害を発生させた際に、その生物を開発した企業に責任を負わせたり、修復なり損害賠償を求めることができます。そのため世界中の農家や市民団体、そして途上国が熱望していました。

採択された中身は、さまざまな課題を積み残した形で、合意されました。各国の判断にゆだねられている部分が多いこともあり、このままではとても農家などの被害を救済したり、自然を修復できる内容には程遠いものがあります。また、この補足議定書合意を受けて、国内法の改正が課題になってきます。カルタヘナ国内法など、さまざまな国内法の整備、そして批准という経過を経て、名古屋・クアラルンプール補足議定書を議論する締約国会議が始まります。

コーデックス規格

一方、食の安全や食品表示に関しては、コーデックス委員会で議論されてきました。コーデックス委員会は、国連のWHO(世界保健機関)とFAO(食糧農業機関)の共通の下部機関として設置されている、食の国際ルールを決める国際機関です。

CODEX(コーデックス国際食品規格委員会)

WHO(世界保健機関)とFAO(食糧農業機関)という二つの国連の機関の共通の下部機関として作られた、食品の国際規格や規制・基準を決定する国際機関のこと。以前はあまり重要視されてこなかったが、一九九五年にWTO(世界貿易機関)が設立されてからは、コーデックス委員会で決めた基準が世界の基準として採用され始め、大きな力を持つようになった。

ここで二〇〇〇年から遺伝子組み換え作物由来の食品の安全性評価の国際基準が「バイオテクノロジー応用食品特別部会」で議論され作られました。また、続いて二〇〇四年から同部会で、遺伝子組み換え動物食品の国際基準が議論され作られました。

しかし、ここで作られた基準はあいまいな部分が多く、各国政府の判断にゆだねられるところがあり、事実上、実効性の極めて弱いものになりました。また、食品表示部会では、遺伝子組み換え食品表示の国際的な基準作りが議論されてきましたが、これも、遺伝子組み換え作物を売り込む国々の抵抗で、ほとんど何も決められない状態が続いてきました。

このように国際的な基準や規格は、実効性に乏しい状況が続いています。

Q28 自治体でも独自の規制ができるのでしょうか？

交雑や混入を防ぐために都道府県レベルや市町村レベルでも、独自の規制はできるのですか？　たとえば、どんな所で条例を定めているのですか？

自治体で独自の条例制定が進む

自治体の間で、国の規制だけでは「遺伝子組み換え作物の作付を止めることができない」と判断し始めたのは、各地で遺伝子組み換え大豆の作付が行われたり、栽培試験が進められ始めたことによります。もし、交雑混入が起きれば、自県で作られる作物のイメージが傷つき、販売できなくなったり、価格が下がるなどの被害が想定されたからです。

最初に、規制条例を制定したのは、山形県藤島町（合併により現在は鶴岡市）で、二〇〇三年に「人と環境にやさしいまち条例」が作られました。ここでも遺伝子組み換え大豆が作付されたことがきっかけでした。

特に厳しい条例を制定したのが北海道で、ここでも遺伝子組み換え大豆が作付されたり、遺伝子組み換え稲の試験栽培が行なわれたことによります。

都道府県レベルでは、「食の安全・安心条例」の中に「遺伝子組み換え作物の交雑・混入防止」の項目を入れるところが出始めています。その先駆けとなったのが北海道で、「北海道食の安全・安心条例」を施行し、その中に「遺伝子組み換え作物の交雑・混入防止」の項目を入れ、次にそれを受けて「遺伝子組換え作物の栽培等による交雑等の防止に関する条例」が施行しました。この条例では、遺伝子組み換え作物を作付する際には、知事の許可が必要です。このように「食の安全・安心条例」が作られると「遺伝子組み換え作物の交雑・混入防止条例」や「指針」が作られる自治体が増えていきます。

市町村では、独自に条例制定が進められています。先に述べた藤島町の他にも、多くの市町村で条例が制定されています。

たとえば、今治市では有機農業を推進し、学校給食に地場産の野菜を食べてもらうような街づくりを進めるという「今治市食と農のまちづくり条例」が作られ、その中で遺伝子組み換え作物の規制が入れられました。以

遺伝子組み換え作物栽培規制条例

遺伝子組み換え作物による交雑・混入を防ぐために、自治体が独自に採用するる規制で、効力を持たせるために罰則が規定されている場合が多い。多くの自治体が「食の安全・安心条例」を制定し、その中で遺伝子組み換え作物の交雑・混入防止をうたい、遺伝子組み換え作物栽培規制条例を制定するケースが多い。

下にその現状を示します。

日本での都道府県の条例施行・指針制定の現状

(1) 食の安全・安心条例に遺伝子組み換え作物交雑・混入防止の項目を入れた自治体

北海道「北海道食の安全・安心条例」(二〇〇五年四月施行)
新潟県「にいがた食の安全・安心条例」(二〇〇五年一〇月施行)
千葉県「千葉県食品等の安全・安心の確保に関する条例」(二〇〇六年四月施行)
京都府「京都府食の安心・安全推進条例」(二〇〇六年四月施行)
徳島県「徳島県食の安全安心推進条例」(二〇〇六年四月施行)
神奈川県「神奈川県食の安全・安心の確保推進条例」(二〇〇九年七月施行)

(2) 食の安全・安心条例に連動した条例・指針の施行・制定状況

北海道「遺伝子組換え作物の栽培等による交雑等の防止に関する条例」(二〇〇六年一月施行)

指針(ガイドライン)と方針
指針は、条例とは異なり議会の承認を得る必要がないため、容易に作成できるものの、あくまで倫理的な歯止めにとどまり、強制力を持たず、罰則もない。方針は、指針よりもさらに規制力が弱く、実質上歯止めにはなり難い。

新潟県「新潟県遺伝子組換え作物の栽培等による交雑等の防止に関する条例」（二〇〇六年五月施行）
徳島県「遺伝子組換え作物の栽培等に関するガイドライン」（二〇〇六年五月制定）
京都府「遺伝子組換え作物の交雑混入防止等に関する指針」（二〇〇七年一月制定）
神奈川県「神奈川県遺伝子組換え作物交雑等防止条例」（二〇一一年一月施行）
「神奈川県遺伝子組換え作物の栽培等に関するガイドライン」（二〇一〇年一月制定）

(3) 独自の指針・方針の制定状況

茨城県「遺伝子組換え農作物の栽培に係る方針」（二〇〇四年三月制定）
滋賀県「遺伝子組換え作物の栽培に関する滋賀県指針」（二〇〇四年八月制定）
岩手県「遺伝子組換え食用作物の栽培規制に関するガイドライン」（二〇〇四年九月制定）

兵庫県「遺伝子組換え作物の栽培等に関するガイドライン」（二〇〇六年三月制定）
東京都「都内での遺伝子組換え作物の栽培に係る対応指針」（二〇〇六年五月制定）

(4) 市町村で遺伝子組み換え作物交雑・混入防止の項目を入れた条例等

藤島町（現在の鶴岡市）「人と環境にやさしいまち条例」（二〇〇三年四月施行）
今治市「今治市食と農のまちづくり条例」（二〇〇六年九月施行）
つくば市「遺伝子組換え作物の栽培に係る対応方針」（二〇〇六年七月発表）
高畠町「たかはた食と農のまちづくり条例」（二〇〇九年四月施行）
綾町「綾町自然生態系農業の推進に関する条例」（二〇〇九年三月改正）

Q29 私たちは遺伝子組み換え食品を避けることができるでしょうか？

さまざまな食材や添加物になっている遺伝子組み換え食品を私たちは、さけることができるでしょうか？ 特に加工食品は難しいと思うのですが。

カップ麺で、遺伝子組み換え作物由来の原料を用いた食材や添加物は、どのくらいあるでしょうか。よく見ると、可能性があるものが多数を占めています。植物油脂、加工でんぷん、醤油、糖類、蛋白加水分解物、植物蛋白、調味料（アミノ酸等）は、ほぼ間違いありません。

現在、遺伝子組み換え作物として作られ、日本に入ってきている作物は、トウモロコシ、大豆、ナタネ、綿の四種類です。

これらの作物は、多種類の食材や飼料になり、直接・間接に私たちの食卓に登場しているのです。その四作物のすべてで、もっとも作られている食品が食用油です。綿からも綿実油が作られています。また、その油から作るマヨネーズやマーガリンなどの油製品も遺伝子組み換え食品が大半です。それに醤油です。それだけではなく、ほとんどの加工食品の中に、多種類使用されているのです。とくにトウモロコシと大豆由来のものは多く、スーパーで並んでいる加工食品の大半に使用されています。日本で消費されるトウモロコシの消費量は年間に一六〇〇万トン程度で、お米の約八〇〇万トンの二倍です。数字から見ると日本人の主食は、いまやトウモロコシなのです。しかも、その多くが米国からきており、米国での遺伝子組み換えトウモロコシの割合は、全トウモロコシの九三%（二〇一四年）に達しています。すなわちトウモロコシ由来の原料や添加物は、間違いなく遺伝子組み換えということになります。

カップ麺の表示を見てください。植物油脂は、大豆油など四作物すべてが使われている可能性があります。加工でんぷん、糖類はトウモロコシ、植物蛋白、蛋白加水分解物は大豆、調味料はトウモロコシ由来の可能性があります。

また、これら四作物はすべて、家畜の飼料にも使われています。その飼料で育った家畜由来の食材もたくさん用いられています。チキンエキス、ポークエキス、動物油脂、乳蛋白、卵、豚肉です。これらは、間接的な遺

日本におけるトウモロコシの消費量

1960年	182万トン
1970年	528万トン
1980年	1368万トン
1990年	1638万トン
2000年	1620万トン
2010年	1570万トン
2015年	1510万トン

（九州大学大学院農学研究院、旧伊東研究室）

伝子組み換え食品です。

このように見ていくと、いかに多種類・多量の遺伝子組み換え原料がカップ麺で使われているかわかります。しかし、私たちはそれを知ることができません。それは、「遺伝子組み換え」とどこにも表示されていないからです。

次に子どものおやつで見てみたいと思います。例として、クッキー、ビスケット、チョコレート菓子を取り上げます。スーパーなどで販売しているお菓子には、次のような食材や添加物が使われていますが、そのうち遺伝子組み換え由来はどれほどあるかを見ていきます。

三つのお菓子で共通して可能性が大きいものは、植物油脂です。クッキーとビスケットで共通して可能性が大きいのは、ブドウ糖果糖液糖です。これは異性化糖といいコーンスターチから作られます。ビスケットとチョコレート菓子で共通して可能性が大きいのはショートニングです。そのほかにも、クッキーのコーンフラワー、チョコレート菓子のマーガリンがあります。ショートニングとマーガリンは、植物油脂に水素を添加して作ります。そのため、トランス脂肪酸が多いことでも問題になっています。乳化剤には大豆のレシチンが使われています。日常よく食べているお菓子のほとんどに、多種類の遺伝子組み換え由来の食材が使われていることが、お分かりいただけると思います。

知らなかった！　こんな食品に遺伝子組み換え作物が
（下線は遺伝子組み換え原材料由来の可能性が高いもの）

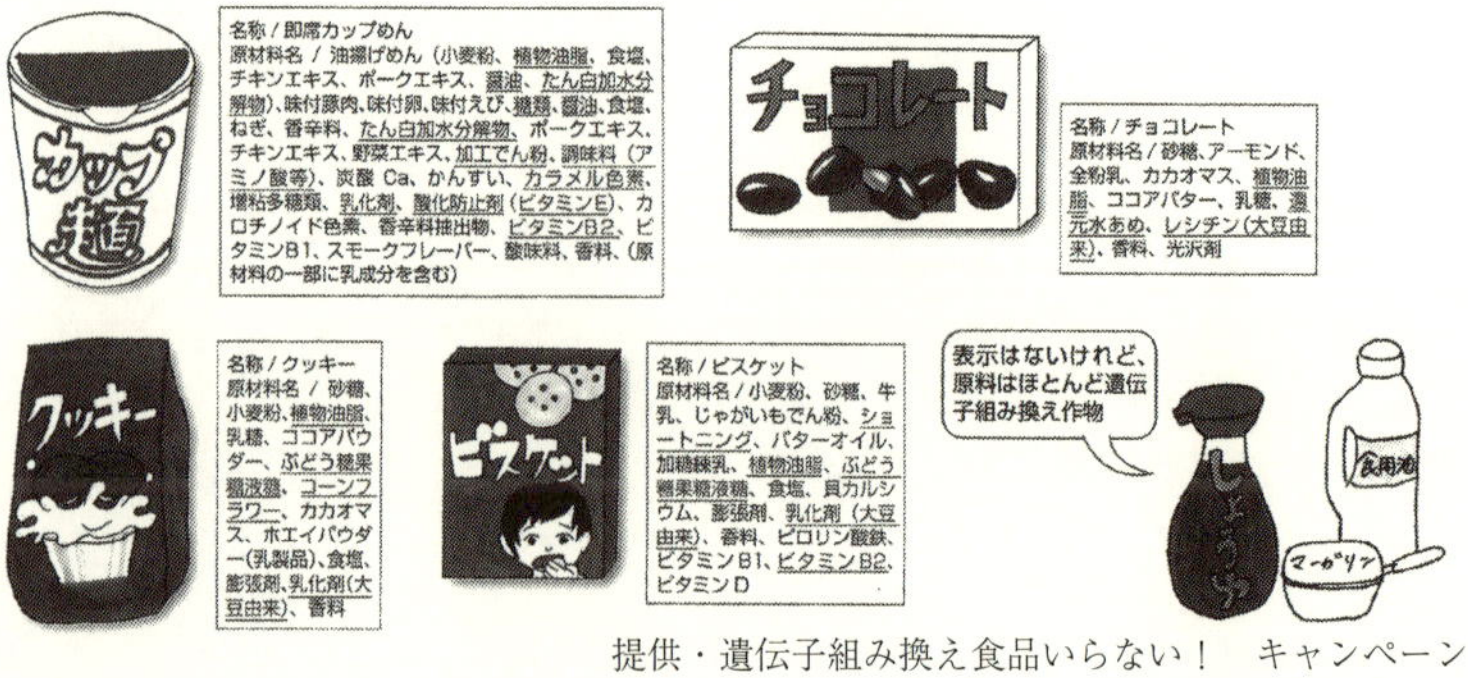

提供・遺伝子組み換え食品いらない！　キャンペーン

Q 30 表示はどうなっているのですか？

遺伝子組み換え食品は、表示義務があると思うのですが、すべての食品に義務づけられているのですか？　気付かずに食べているような気がするのですが。

一九九六年から遺伝子組み換え作物の輸入が始まりました。最初は表示がありませんでした。しかし、日本中で消費者の署名運動が広がり、自治体議会で表示を求める陳情《ちんじょう》や請願が相次いで採択された結果、まず農水省が動き、二〇〇一年四月から、ＪＡＳ（日本農林規格）法による、遺伝子組み換え食品の表示が始まりました。

その後、厚生労働省もやっと表示の検討に入り、二〇〇二年四月から食品衛生法による表示が加わり、両省による食品表示制度となってスタートしました。その後、二〇〇九年に消費者庁が設立され、同庁が食品表示を一元管理することになり、二〇一五年四月一日から食品表示法が施行されました。しかし、遺伝子組み換え食品表示の制度は変更されませんでし

ＪＡＳ（日本農林規格）法
　正式には「農林物資の規格化及び品質表示の適正化に関する法律」という。この法律は、品質や生産方法を保証する「ＪＡＳ規格制度（任意の制度）」と、原材料や原産地などの表示を義務づける「品質表示基準制度」から成り立っている。

た。

現状では、豆腐や納豆、おから、味噌、ポップコーンなど、極めて限られた食品しか表示義務はありません。大半を表示の対象からはずした理由は、遺伝子組み換え食品か否かを検証できない場合は、表示する必要がないという説明です。こうして食品加工中に遺伝子や蛋白質のほとんどが壊れてしまう食用油や醤油が表示の対象外になってしまいました。

さらに表示の対象からアルコール飲料が抜けています。これは酒税の関係で、財務省（旧大蔵省）が管轄しており、消費者庁の管轄外だからです。このように、きわめて限定された範囲での表示です。

遺伝子組み換え食品表示の分かり難さの代表格が「表示なし」に幾通りも意味が出てしまう点です。豆腐など表示義務のある食品には「遺伝子組み換えでない（あるいは遺伝子組み換え大豆不使用）」という表示が目立ちます。中には「表示なし」があり、消費者に混乱を与えています。その他にも、「遺伝子組み換え（あるいは遺伝子組み換え大豆使用）」「遺伝子組み換え不分別（あるいは遺伝子組み換え大豆不分別）」という表示の仕方があるはずですが、現在ではそれらを使った商品はスーパーなどの店頭には並んでい

表示義務のある食品一覧表

大豆食品

豆腐・油揚げ類、凍豆腐・おから・ゆば、納豆、豆乳類、味噌、大豆煮豆、大豆缶詰・瓶詰、きな粉、大豆炒り豆

また、以上の大豆食品を主な原料とするもの

大豆（調理用、粉、蛋白）、枝豆、大豆もやしを主な原料にするもの

トウモロコシ食品

コーンスナック菓子、コーンスターチ、ポップコーン、冷凍とうもろこし、とうもろこし缶詰・瓶詰、コーンフラワーを主な原料にするもの

コーングリッツを主な原料にする

ません。

なお「不分別」とは、日本に出荷する際に、遺伝子組み換え作物と非遺伝子組み換え作物を混ぜるため、事実上ほとんどの食品が「不分別」となるため、苦肉の策として登場した表示です。ヨーロッパでは、「あいまい表示」として採用が却下されました。事実上、「遺伝子組み換え」と同じです。

表示義務のある豆腐や味噌のような食品の場合は、「表示なし」は、「遺伝子組み換え大豆不使用」と同じ意味になります。というのは、「遺伝子組み換え（あるいは遺伝子組み換え大豆使用）」「遺伝子組み換え不分別（あるいは遺伝子組み換え大豆不分別）」は義務表示であるのに対して、「遺伝子組み換えでない（あるいは遺伝子組み換え大豆不使用）」は任意表示であり、つけても、つけなくてもよいからです。

ところが食用油や油製品などの表示義務のない食品は、最初から「表示なし」です。市民団体の「遺伝子組み換え食品いらない！キャンペーン」などが行った調査では、大手メーカーが作っているすべての食用油は、原料に大豆・ナタネ・トウモロコシ・綿実を用いていれば、すべて「遺伝子

もの、とうもろこし（調理用）を主な原料にするもの、
また、以上のとうもろこし食品を主な原料とするもの
ジャガイモ食品など
冷凍ばれいしょ、乾燥ばれいしょ、ばれいしょでん粉、ポテトスナック菓子、
また、以上のばれいしょ食品を主な原料にするもの
ばれいしょ（調理用）を主な原料にするもの
アルファルファを主な原料にするもの
テンサイ（調理用）を主な原料にするもの
パパイアを主な原料とするもの

組み換え不分別」です。ということはすべての食用油に遺伝子組み換え原料が混入していることになります。ところが表示はありません。

ということは、表示義務がある食品（例えば豆腐）では「表示なし」は不使用を意味し、表示義務がない食品油では「表示なし」は使用を意味します。ということは、消費者は表示義務のある食品をすべて知っていないと選べないことになります。

この日本の表示を、ヨーロッパの表示と比べてみましょう。日本では、大半の食品に表示義務がなく、食用油や醤油などが表示の対象外になっています。それに対して、ＥＵでは全食品に表示しなくてはいけません。日本の表示では、上位三品目（重量比五％以上）といったたくさん使われている原材料だけの表示です。それに対してＥＵは、わずかな原材料も表示しなくてはいけません。また、日本では五％まで混入を認め「遺伝子組み換えでない」あるいは「遺伝子組み換え大豆不使用」という表示が可能ですが、ＥＵでは〇・九％以上混入していれば、「ＧＭＯ」と表示しなくてはいけません。

ＥＵの表示は消費者のためのものですが、日本の表示は業界に配慮した

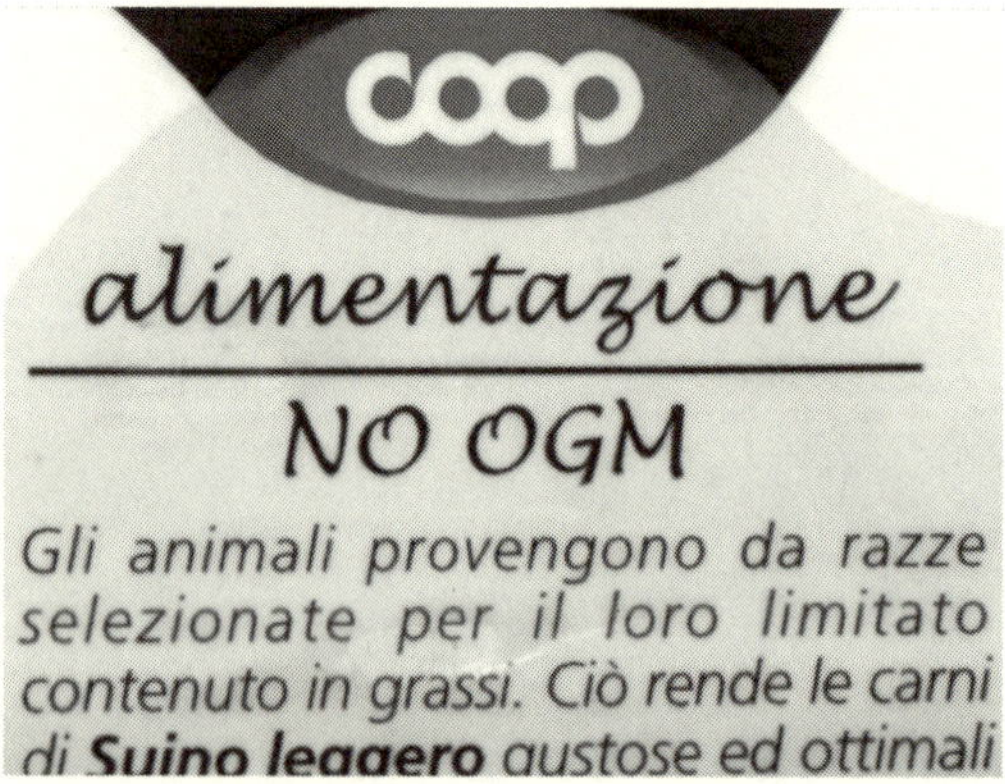
coop
alimentazione
NO OGM
Gli animali provengono da razze selezionate per il loro limitato contenuto in grassi. Ciò rende le carni di Suino leggero gustose ed ottimali

ヨーロッパにおけるＧＭＯフリー表示の例１（提供・アキコ・フリッド）

ものです。その差が出たといえます。このような分かり難い表示制度を、消費者に分かりやすいものに変えていく必要があります。

EUと日本の表示比較制度・比較

(1)　表示の対象食品

日本の現状　食用油や醤油など大半の食品が表示の対象外

EUの制度　全食品表示

(2)　表示の対象で原材料・上位品目に限定の扱い

日本の現状　上位三品目（重量比五％以上）に限定

EUの制度　限定なし

(3)　混入率をどこまで認めるか

日本の現状　五％まで混入を認め「遺伝子組み換えでない」表示が可能

EUの制度　〇・九％以上は表示

(4)　レストランでの表示

日本の現状　設定されていない

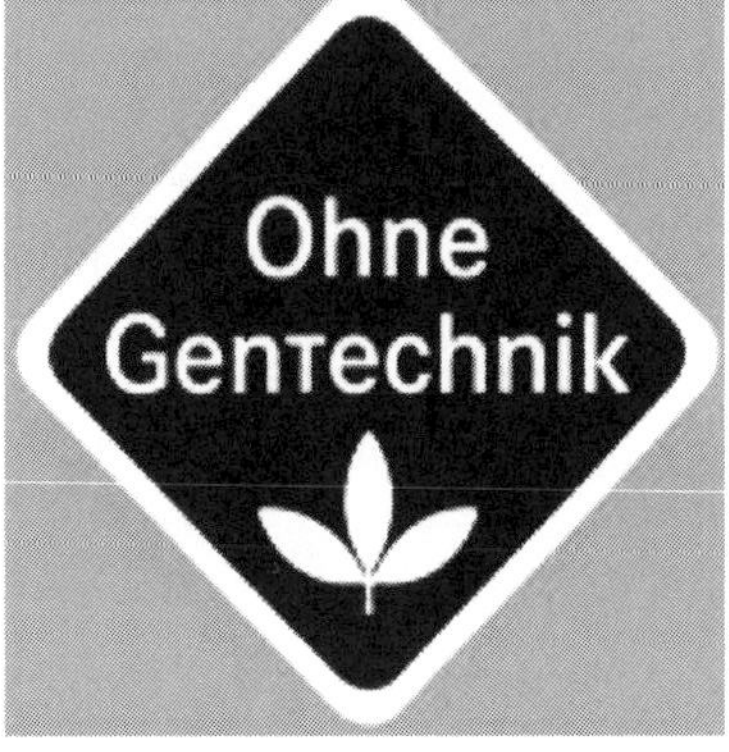

ヨーロッパにおけるGMOフリー表示の例2（提供・アキコ・フリッド）

ＥＵの制度　外食産業も対象、メニューに表示

(5)　飼料・種子の表示

日本の現状　設定されていない

ＥＵの制度　表示の対象

(6)　表示の分かりやすさ

日本の現状「使用」「不分別」「不使用」「表示なし」の四種類

ＥＵの制度「ＧＭＯ」、表示なし（表示なしは不使用）の二種類

プロブレムQ&A

Ⅳ

TPPと遺伝子組み換え食品

Q31 TPPとはどんなものですか？

TPP（アジア太平洋地域での自由貿易協定）に参加する、しないでもめていますが、一体TPPとはどんな協定なのですか？　どんな点が問題なのですか？

グローバリズムは、経済成長を追い求め続けてきた社会がたどり着いた帰結といえます。かつて、経済的な行き詰まりを解決するために戦争が引き起こされてきました。グローバリズムは、その「戦争」状態と同じものだといっても過言ではありません。あるいは「戦争」そのものといってもいいかもしれません。

グローバリズムは、経済の国境の壁を「貿易障壁」という言葉で排除してきました。この壁が取り払われれば、すべての企業が同じ条件で競争することが強いられます。いってみれば、同じスタートラインに立って、一斉の競争を強いられることになります。陸上競技での一〇〇メートル競争にたとえれば、オリンピックの金メダリストも小学生や幼稚園の児童も、同じスタートラインに立ち競争することになります。金メダリストこそ、巨大多国籍企業です。結果は、おのずから明らかであり、こうした巨大多国籍企業が、思いのまま蹂躙《じゅうりん》できる世界が現出するのです。それはすでに進行しており、弱肉強食の社会になっています。多国籍企業が支配を狙っているものには食料や水など、人々が生きていくうえで欠かせないものまでもが含まれており、大変深刻です。

現在の状況の本質は何かと問われれば、「多国籍企業が世界の支配者になったことだ」ということができます。巨大な力を持ったうえで、多国籍ということで、国というガバナンス（統治）を上回る支配力を持ってしまいました。

最初、この経済の壁を取り払う動きは、世界レベルで進められました。そのためにWTO（世界貿易機関）が設立されましたが、世界レベルでの同時の自由化が、各国の利害の前に行き詰まり、話し合いの場であるドーハラウンドが凍結状態にあります。代わりに二国間、数カ国間での自由貿易協定が先行し、さらに地域を拡大しながら自由貿易協定が広がっていきました。日本もいくつかの国と自由貿易協定を締結してきました。また地

WTO（世界貿易機関）

貿易の自由化と促進を目指す国際組織。国際協定だったGATT（関税貿易等一般協定）を受け継ぎ、より強い権限を持つ国際組織として、一九九五年に設立された。本部はスイスのジュネーブに置かれている。前年にモロッコのマラケシュで開催されたGATT閣僚会議で正式に設立が決まり、それに伴うさまざまな協定が合意された。また裁判所的な機能を持つ紛争処理機関を持つ。

域間の自由貿易協定締結の動きも進み、その代表格がTPP（環太平洋経済連携協定）だといえます。

TPPは当初、四カ国（ニュージーランド、シンガポール、ブルネイ、チリ）による比較的自由貿易度の高い国々によって取り組まれました。いってみれば自由貿易で利益を得やすい国々といえます。しかし、このTPPに米国が参加を表明してから、性格が大きく変わりました。米国を軸に、アジア太平洋を囲んだ広範な地域での自由貿易地域づくりへと変わったからです。

このTPPの最大の特徴は、原則的に例外を認めず、ほぼ完全な自由貿易を求めていることです。そこに目を付けたのが米国です。オバマ政権は「輸出倍増計画」を打ち出しますが、そのためには日本、中国、インドといった大きな市場であるアジア太平洋地域とEUとの貿易拡大が必要であり、そのための自由貿易協定といえます。すでにTPPとは別に、EUとの間で自由貿易協定である包括的貿易投資協定（TTIP）の協議が始まっています。

また二〇一〇年一一月横浜で開催されたAPEC（アジア太平洋経済協力

APEC（アジア太平洋経済協力会議）

環太平洋地域の国々が、経済協力を進めるために作られた非公式な会合である。一九八九年に第一回の会議が開かれ、事務局がシンガポールに置かれた。現在の参加国は、二一カ国・地域で、米国・ロシア・中国などが参加していることから、世界経済の中で大きな位置を確立してきている。

会議）では、「ＡＳＥＡＮ＋三（日中韓）」「ＡＳＥＡＮ＋六（日中韓＋オーストラリア、ニュージーランド、インド）」「ＴＰＰ」などの経済連携の枠組みを軸に、将来的には「アジア太平洋自由貿易地域（ＦＴＡＡＰ）」を作ることが合意されました。言ってみれば、将来的にはアジア太平洋地域をぐるっと囲んだ、広大な自由貿易地帯が構想されています。

このＴＰＰ交渉は二〇一五年一〇月に大筋合意し、二〇一六年二月には署名が行われ、成立に向かって動き出しました。その問題点は、原則例外を認めない徹底した自由貿易を求めているだけではありません。毒素条項と呼ばれる「ＩＳＤ（投資家国家紛争処理）条項」があることで強制力を持っている点にも特徴があります。例えば米国の投資家が日本政府を訴えることができる条項で、北米自由貿易協定などで行われた争いで、これまで米国の投資家は負けたことがありません。日本では最近、西武鉄道の一部路線の撤廃が、西武の株を多く持つ米国の投資ファンドによって提案されましたが、このような事例が頻発《ひんぱつ》し、もし国家主権にかかわるような事態に発展したとしても、投資家の訴えが国家の主権を上回ることを意味しま

ＴＰＰ参加国
参加国は最初、ニュージーランド、シンガポール、ブルネイ、チリの四カ国から始まった。その後、米国、オーストラリア、ペルー、マレーシア、ベトナム、カナダ、メキシコが相次いで参加を表明、これに日本が加われば一二カ国になる。

ＡＳＥＡＮ
ＡＳＥＡＮは現在、インドネシア、フィリピン、ベトナム、タイ、マレーシア、カンボジア、ラオス、シンガポール、ブルネイの九カ国である。その内、ＴＰＰ参加国はベトナム、マレーシア、シンガポール、ブルネイの四カ国である。

す。

さらには、韓米FTA協定で規定された「ラチェット条項」と呼ばれる、後戻りを認めない規定も設定されると考えられます。もし日本の農業が壊滅的な状況に陥ったため、ふたたび保護主義に転じようとしても、それを認めないのです。

また交渉の過程は「秘密」にされたため、どのような交渉が行われていたのか、市民ばかりか国会議員にも知らされていません。このままでは交渉結果だけが押し付けられることになります。このようなTPPに参加すれば、国家の在り方自体が大きく変わり、私たちの暮らしも大きな変更を強いられます。

FTA（自由貿易協定）

経済の国境の壁を低くするため、さまざまな貿易障壁を取り除いて結ぶ、貿易の自由化・促進のための協定。WTOが世界規模で貿易の自由化と促進を目指したが、各国の利害の壁にぶつかり、交渉が進まない中、二国間、あるいは数カ国間での交渉が進められてきた。

Q32 TPPで食の安全は守られるのでしょうか？

TPPに参加すると、私たちの食卓は危険な輸入食品に占拠されてしまい、日本の農業が破壊されるのではないかと心配なのですが。交渉で守れるのですか？

日本のTPP（環太平洋経済連携協定）への参加が決まれば、日本はコメを軸に守ってきた農業の保護政策も「貿易障壁」として撤廃《てっぱい》の対象となることは必至です。TPPの合意の中で日本政府は、コメや砂糖などの「聖域を守った」としていますが、その保障はありません。農業は壊滅的《かいめつてき》な打撃を受け、ただでさえ自給率が低い上に、さらに輸入食品が増えることになります。食の自給が奪われることは、それだけで安全が確認されにくい輸入食品に食卓を占拠されます。それに加えて安全性を守るために取られている規制に対しても「非関税貿易障壁」ということで緩和《かんわ》や撤廃の圧力が加わります。

TPPでは、大きく「市場アクセス交渉」と「ルール交渉」の二つに分

聖域を守った

TPPによる関税撤廃率は九五％で、聖域とされた重要品目も撤廃が相次いだ。しかもTPPは、一切の品目が撤廃の対象になっており、将来的にはコメや砂糖などすべてが撤廃の対象になる可能性が強い。これまでも多くの自由貿易協定で、最初は撤廃を免れても、将来的に撤廃を約束したケースが多く、今回も交渉の過程でこのような約束を交わした可能性が大きい。

けられ、さらに細かく二四の交渉項目があり、それぞれが分かれて作業グループを作り、交渉が行われてきました。その中で直接、食の安全にかかわる作業部会が「ルール交渉」の中の「SPS（衛生植物検疫措置）作業部会」です。ちなみに食品表示は「ルール」の中の「TBT（貿易に対する技術的障害）作業部会」で交渉されてきました。

食の安全で、いつも問題になるのが、「安全とも危険ともいえないグレーゾーン」の扱いです。米国は一貫して科学主義を主張してきました。科学主義とは、「科学的にはっきりと黒と分かるまで安全と考える」という考え方です。それに対してヨーロッパの国々は、黒とはっきり分かった段階で規制しても手遅れになる可能性が大きい、ということで「疑わしきは規制する」予防原則を採用しています。日本政府は、どちらかというと米国寄りです。

SPS協定では第五条七項で、「科学的証拠が不十分な場合」という前提で部分的な予防原則が取り入れられていますが、あいまいであるため、いかようにでも解釈できてしまう性質のものです。そのため論争になってきました。米国主導のTPPでは、科学主義に基づいて交渉が進められて

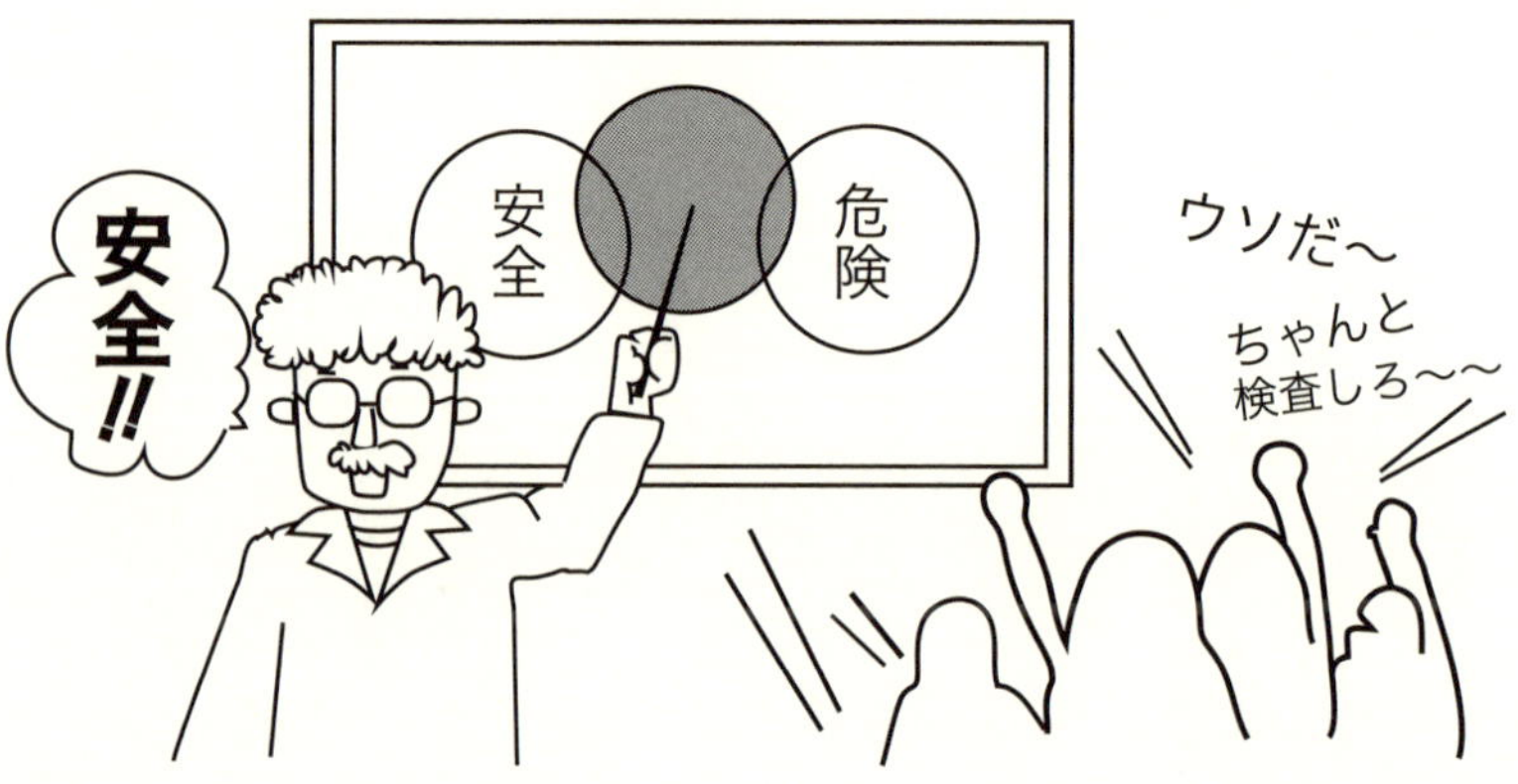

きました。そのため食の安全性が危機に瀕《ひん》する可能性が強まったといえます。

貿易障壁には、関税障壁と非関税障壁がありますが、非関税障壁の一つに「食の安全性評価」があります。厳しく安全性をチェックすると、それが食品の輸出を妨げるという考え方です。毎年、米国政府通商代表部は、日本政府に対して輸入規制の緩和や安全性評価の緩和などを求めています。その背景には、米国の食料戦略があります。二〇一一年三月三〇日に出された同通商代表部の報告は、すでに日本のTPP参加をにらみ、食の安全に関わる規制の緩和を、いっそう強く求めてきています。

まず牛肉をめぐって輸入規制の緩和が求められています。その一つが、米国産牛肉の二〇カ月齢以下に限定していることを撤廃しろというものでした。この規制は、米国で発生したBSE（狂牛病）対策でとられていたもので、米国の畜産での安全対策が貧弱であることから、規制は維持されていました。しかし、この撤廃圧力を受けて、二〇一三年二月一日に、この規制が撤廃され三〇カ月齢に緩和され、TPPに参加すれば、三〇カ月齢の規制も撤廃されることは必至です。

BSE（狂牛病）

正式には「伝達性牛海綿状脳症」という。神経細胞の表面などにあるプリオンと呼ばれる蛋白質の形が変わり起きる感染症。感染した牛は、脳がスポンジ状になり、悲惨な最期を遂げる。その感染した牛の肉骨粉が飼料に用いられ、さらに病気が拡大した。

牛成長ホルモン剤

モンサント社やイーライ・リリー社が、遺伝子組み換え技術を用いて開発した牛に用いる薬剤。仔牛の成長が早まるとともに、乳量増加をもたらすことから、米国で広く使われてきた。しかし、安全性に問題があるとして、欧州では米国産牛肉の輸入拒否が起き、米国内でも「牛成長ホルモン剤フリー」の表示を行う牛乳が増えている。

それだけではありません。米国産牛肉では牛成長ホルモン剤がよく使われています。この牛成長ホルモン剤は、文字通り成長を早めるために用いられます。この薬剤を注入された家畜の体内では、細胞分裂を活性化する蛋白質が増えます。その薬剤を用いた食肉を摂取すると、私たちの体の細胞の分裂も刺激を受け、とくに癌細胞が最も刺激を受けることが指摘されています。ＥＵは、このホルモン剤使用を理由に一九八〇年代から米国産牛肉の輸入を拒否しており、それはいまでも続いています。このホルモン剤の容認圧力が強まります。

さらには米国産食肉には抗生物質も多種類よく使われています。そのため抗生物質耐性菌が広がり、治療が効かなくなり亡くなる人が増え、社会問題化しています。現在、日本では耐性菌対策として病院で用いられている抗生物質に関しては使用できないように制限が加えられています。しかし、米国にはそれがありません。ＴＰＰに参加すれば、その抗生物質の使用拡大が求められる可能性が強まります。

米国ではさらに、抗生物質耐性菌や大腸菌Ｏ１５７対策で、食肉への放射線照射が認められています。日本では食品への放射線照射は食品衛生法

大腸菌Ｏ１５７

大腸菌が突然変異を起こし、毒性を強めたもの。一九八二年に米国で初めて発見された腸管出血性大腸菌で、ベロ毒素を作り出し、その遺伝子の配列が赤痢菌に似ていることから、同菌の遺伝子が入り込んだ可能性が高いと見られている。

放射線照射食品

放射線を照射した食品のことで、日本では食品衛生法によって「原則禁止」されているが、ジャガイモの芽止めだけは認められている。この場合、コバルト60から放出されるガンマ線を用い、芽の細胞を破壊する。外国では、殺菌や保存のためなどに用いられていることもある。強い放射線を照射するため、誘導放射能が作られるなど、安全性に疑問が多く出されている。

で原則認められておらず、現在はジャガイモの発芽防止にだけ例外的に容認されています。その拡大が求められることになります。

食品添加物の規制も緩和されることになります。米国で承認され、日本では認められていない食品添加物は多く、そのような添加物が使われている加工食品は日本に輸出できないからです。すでに米国政府等によって、日本での承認が求められた食品添加物は四六種類にのぼり、その大半が承認されてきています。このような食品添加物を「国際汎用食品添加物」といい、国内承認に際して、これまでのように独自の安全性評価は不要になりました。承認された添加物の中にはナイシン、ナタマイシンといった食品衛生法で原則禁止されている抗生物質や、化学変化を起こすと猛毒物質になるフェロシアン化合物も含まれています。その後さらに新しい食品添加物の承認の簡略化が進められました。TPPに参加すれば、簡略化された手続きで承認される添加物が増えることになります。

残留農薬規制では、日本が採用している「ポジティブリスト」制がやり玉にあがることは必至です。日本では中国から来る野菜などの農薬汚染が問題になったことがきっかけに、二〇〇六年五月二九日から、農薬の食品

フェロシアン化合物
塩に用いられる食品添加物で、水分を含みベタベタになって固まるのを防ぎ、サラサラの状態を維持する。欧米の塩漬け食品などによく用いられている。

への残留規制の方法が変更になりました。ネガティブリスト制からポジティブリスト制への移行です。ネガティブリスト制では、リストに掲載されていない農薬や、基準値設定のない農薬は、規制できませんでした。それに対して、ポジティブリスト制では、リストに載っていない農薬に一律で残留基準（〇・〇一ppm）が適用され、それを上回った農作物は流通が禁止されるようになりました。

そのことが、米国産の果実を直撃しました。米国産のイチゴ、オレンジ、サクランボ、レモンなどが、基準値オーバーということで輸出できないなどのケースが出始めました。そのため日本がとっている、このポジティブリスト制がやり玉にあがってきました。TPP交渉参加で、後戻りを強いられる可能性が強まります。

ポストハーベスト農薬の中には、米国から輸出する際にレモンやグレープフルーツなどの周りに塗る防かび剤があります。日本では、果物などに塗る農薬は認められておらず、唯一、バナナなどへの燻蒸《くんじょう》だけが認められています。そのため、米国から輸入される果物に塗られる農薬への対応に苦慮し、食品添加物として扱い、「非合法」を合法化したのです。そのた

ポストハーベスト農薬
収穫後に使用される農薬。米国で生産されたトウモロコシなどは、長距離輸送の間にカビが生えたり、虫がわいたり、腐らないように農薬をかけながら船積みされる。あるいは同様の理由で、果物の周りに農薬が塗られる。このような農薬をいう。

め日本政府は、この農薬に対して食品添加物として安全性の評価を求めていますが、それが米国政府・通商代表部により「貿易障壁」だと批判されてきました。同じ農薬が、収穫前は農薬、収穫後は食品添加物として二度の安全性評価を求めているからです。日本政府による、米国産を受け入れるためにとられた苦肉の策が批判されるという状態になっているのです。このポストハーベスト農薬の評価簡略化が今回の合意の中に入れられました。このように私たちの食卓の安全は、次々と脅かされることになります。

Q33 ＴＰＰで遺伝子組み換え食品は増えるのでしょうか？

世界中で遺伝子組み換え食品が増え続けていますが、ＴＰＰでさらに加速することになりませんか。多国籍企業の支配がより強まるように思えますが。

進行するグローバル化の象徴が、遺伝子組み換え作物です。そのグローバル化をさらに推し進めるために企図されているＴＰＰ（環太平洋経済連携協定）によって、ＧＭ作物を通した食料支配がさらに進むことになります。

Ｑ７ですでに見てきたように、二〇一五年における遺伝子組み換え作物の栽培面積は一億七九七〇万haになり、世界の農地の一〇％を超えました。その大半がモンサント社の種子であり、種子の独占化がすすみ、多国籍企業の食料支配が強まっている状況が示されたといえます。

現在、世界で販売されている種子の二七％を米国モンサント社が占め、米国デュポン社（一五％）、スイスのシンジェンタ社の遺伝子組み換え種子開発企業がトップ三を占め、世界で販売されている種子の半分以上を支配しています。それを後押ししているのが、米国の食料戦略であり、その有力な武器が貿易自由化圧力です。

現在の状況の本質は「多国籍企業が世界の支配者になったことだ」と述べましたが、モンサント社のような巨大企業が世界の食料を支配するために、種子の寡占化《かせんか》を進めてきたのです。米国政府の強い後押しを得て、世界中の食料支配を進めていることになりますが、その資金源となっているのがマイクロソフト社の巨額の儲《もう》けを基盤に作られたビル&メリンダ・ゲイツ財団の存在です。同財団が二〇一一年一〇月に発表した報告書によると、二〇〇五~二〇一一年にかけて同財団が拠出した助成金の四〇%以上が遺伝子組み換え作物に割り当てられたことが示されました。同財団はまた、二〇一〇年にはモンサント社の株を五〇万株購入しており、同社と一体で売り込みを進める態勢が強化されているのです。

当面、多国籍企業が目指している主力開発作物が、遺伝子組み換え稲と小麦です。現在、世界中の多くの人々が主食としているこの二つの穀物に関しては、生産者、消費者の批判が強く、モンサント社が開発した除草剤耐性小麦については、世界各国に申請を提出しながら、それを取り下げた経緯があります。また除草剤耐性稲に関しても、日本で開発していましたが、反対が強く挫折を強いられた経緯があります。この稲と小麦を世界中に売り込むための戦略が、食品表示を撤廃させることです。表示がなければ、消費者は知ることも選ぶこともできないからです。

またTPPでは、知的所有権が強化されます。遺伝子組み換え作物が種子独占をもたらした原動力が知的所有権です。作物を特許化し、他の企業の参入を防ぐとともに、農家に対して自家採種を禁じることで、毎年、モンサント社の種子を買う構造を作り上げました。さらには「モンサント・ポリス」を組織して、農家や種子業者を監視して、契約違反を監視し、少しでも違反の可能性があれば、特許侵害を警告したり訴えてきました。

TPPはこの知的所有権に関しては、強化の姿勢をとっています。知的所有権保護に関しては、一九九五年にWTO（世界貿易機関）が設立され、前年にはそれに向けてTRIPs（知的所有権に関する）協定が締結されました。TPPでは、「TRIPsプラス」という考え方が取り入れられています。企業の権利を強化するため「非開示」を増やすことと知的所有権

モンサント・ポリス

モンサント社は、農家がかってに自社の種子を使用していないかどうかを調査するため、独自の調査員を雇っている。しかし、汚染によって自生するケースなども、特許権侵害に当たるとして摘発するなどトラブルも多く、また密告を奨励するため地域社会が崩壊するなど、さまざまな問題を引き起こしてきた。

TRIPs協定

一九九五年にWTO（世界貿易機関）が設立される際に、貿易の自由化と促進に際して、著作権や特許権などに関するトラブルが多いことから作られた知的所有権に関する協定。

の保護期間の延長は、すでに折り込みずみです。

現在、食品安全委員会に提出される企業の資料やデータの多くが公表されていますが、モンサント社などが提出された資料は、肝心《かんじん》な部分の大半が「特許」にかかわるとして墨塗りで「非開示」となっています。墨塗りの個所は、食の安全に関する重要なデータが含まれており、市民は、肝心なことを知ることができない現実があります。知的所有権の保護期間の延長は、その非開示の期間を延長させ、その非開示そのものの範囲を増やそうというのが、「TRIPsプラス」という考え方です。企業の力は強化され、消費者の権利は奪われるのです。

Q34 TPPで遺伝子組み換え食品の表示はどうなるのでしょうか？

自国の製品を売り込むために米国政府や多国籍企業は表示撤廃の圧力を強めるのではないでしょうか？ ますます表示がわかりにくくなるのではと心配です。

米国政府通商代表部による二〇一一年度年次報告は、米国が食料輸出を押し進める際の最大の障壁が他国の食品表示制度にあると指摘しています。すでにニュージーランドなどに対して、撤廃圧力が強まっています。日本がTPP交渉に参加すれば遺伝子組み換え食品表示制度の撤廃圧力が強まることは必至です。

二〇一三年七月に米国とEUの間で自由貿易協定締結に向けて交渉が始まりました。この交渉での最大のテーマが遺伝子組み換え作物にある、と米国の交渉担当者が述べています。EUには厳格な表示制度が存在するため、遺伝子組み換え作物が大半を占める米国産穀物が輸出できない状態になっています。このようにEUの食品表示制度が遺伝子組み換え食品の流通を阻《はば》み、米国農産物の輸出を妨げています。それを緩和あるいは撤廃させるよう米国が主張するのは必至であり、交渉の行方が注目されます。

日本における食品表示制度は、以前から米国などからの圧力を受け続けてきました。一九九〇年代にまず、製造年月日表示から消費期限などの期限表示に変更されました。製造年月日では外国産が不利になるからです。

遺伝子組み換え食品の表示は二〇〇一年四月にスタートするのですが、その際、大半の食品が表示義務からはずされ、その結果、食用油や醤油などが表示されない事態になりました。それによって米国は、大豆やトウモロコシの輸出で影響をまったく受けませんでした。現在でも豆腐、納豆、味噌程度しか表示されていません。

しかし、日本の消費者の間に広まった反発は、遺伝子組み換え稲や小麦開発の足かせとなってきました。今その足かせをなくそう、という動きが強まっているのです。それによって、現在わずかしかされていない表示さえ、撤廃圧力が強まることは必至です。

TPP参加は食料自給を奪い、輸入食品を増大させるだけでなく、食の安全を奪い、さらに消費者の知る権利の要である食品表示の撤廃に及ぶ

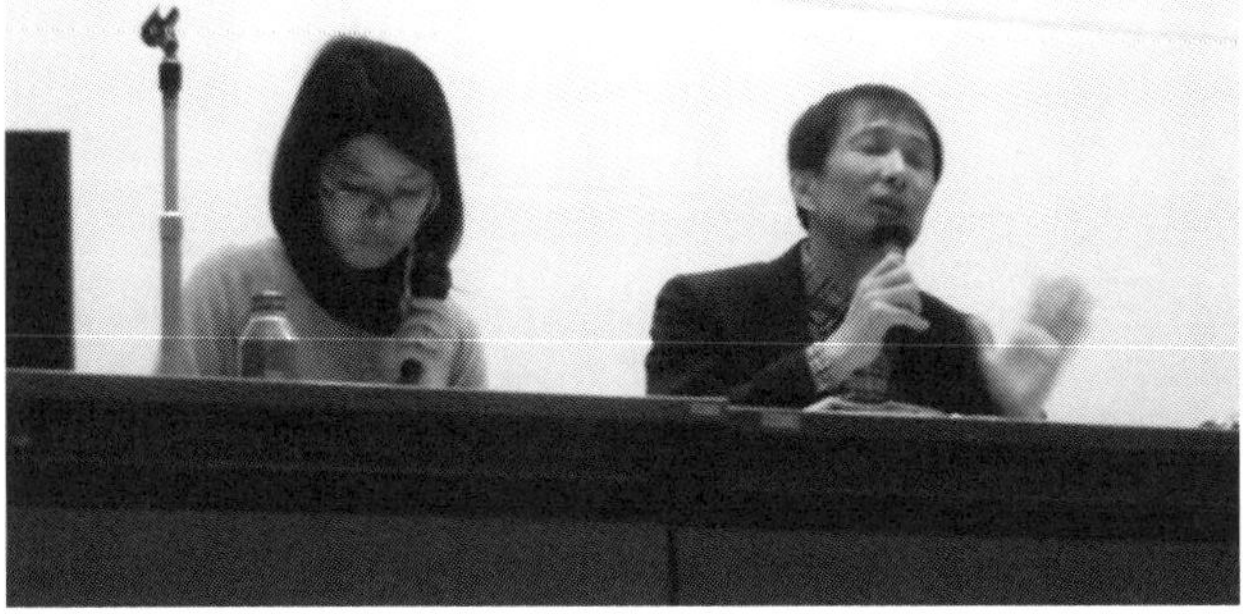

TPPに関して、韓米FTAで何が起きたかを語るソン・ギホさん（右、二〇一三年三月北杜市の講演会にて）

ことになります。私たちの食卓に与える影響は、限りなく大きいといえます。

ちなみに食品表示は「ルール」の中の「TBT（貿易に対する技術的障害）作業部会」で交渉が行われてきました。韓国の環境農業団体連合会顧問弁護士のソン・ギホさんは、二〇一三年三月初めに来日し韓米FTAで何が起きたかを報告しました。その際「聖域として設定されたものには期限があり、必ずすぐに聖域ではなくなることが約束されます。しかも聖域を求めれば必ず代償が求められます。その際、少しでも譲ればさらにつけ込んでくるのが米国の戦法です」と述べました。米国のしたたかな戦法によって、日本政府が翻弄《ほんろう》されることは目に見えています。

TPPに参加すれば、食の自給や安全が脅かされ、環境が悪化するだけでなく、米国産といった原産地表示や遺伝子組み換えの表示もなくなるため消費者は知ることも、選ぶこともできない状況に追い込まれます。暮らしも、環境も、食生活も激変させるのです。

TPPがこのまま成立した場合、遺伝子組み換え作物で何が起きるでしょうか、具体的に見ていきます。大きな問題の一つに、税関手続きの簡略化があります。これまで平均で九二・五時間かかっていた税関通過を、四八時間以内にすることが合意されています。約半分の時間であることから、残留農薬や未承認遺伝子組み換え作物、違法食品添加物などのチェックは困難になり、事実上フリーパスで日本の市場に大量に違法作物が流れ込んでくることになります。

また、利害関係者を食品の基準、規格や安全性評価などに参加することを認めています。遺伝子組み換え作物開発企業などを、食品表示や安全審査、環境影響評価などを作成したり改正したりするのに参加させる可能性が出てきました。利害関係者が参加すれば、基準や規格は業界寄りになり、消費者の意見は通り難くなってしまいます。「貿易障害」を口実に安全基準が緩和されたり、食品表示が撤廃される危険性も増幅します。

中でも影響が大きいのが、遺伝子組み換え食品で特別に作業部会を設置することになったことです。これは情報共有が目的です。遺伝子組み換え情報などあらゆる情報を共有することで、新規作物の承認を促進させることと、未承認作物の流通による経済的損失を防ぐことにあります。例えば米国で行われた甘い基準の安全審査や環境影響評価などの情報を参加国すべてに共有させることで、これまで各国が行っていた厳しい安全審査や環境影響評価を省略化させるのが狙いです。それは同時に、各国ごとにバラバラだった承認作物を統一化することで未承認作物をなくすのも狙いです。未承認作物が見つかると、これまでも繰り返し、輸出先の港で積戻しや廃棄処分が行われ、米国内の経済的損失を受けた農家から遺伝子組み換え企業が訴えられるケースが頻発してきました。

次々と新しい種類の遺伝子組み換え作物が開発されており、これらの情報を共有させることで、各国での安全審査や環境影響評価が簡略化あるいは撤廃されることになります。最大の狙いは、米国で承認された作物・果実・魚などを承認させることなのです。

Q35 ゲノム編集とはどんなもので、どんな危険性がありますか？

ゲノム編集技術が話題になっていますが、これまでの遺伝子組み換えとは違うものなのですか？　また、問題はないのでしょうか？

このところゲノム編集技術での開発が活発になり、遺伝子組み換えに取って代わりつつあります。特に新しい技術「ＣＲＩＳＰＲ／Ｃａｓ９」とよばれるものが登場してから、操作が簡単になり、応用が拡大しています。

すでに開発され市場化されているのが、米国カリフォルニア州にあるベンチャー企業サイバス社が開発した除草剤耐性ナタネで、同社は穀物メジャーのカーギル社と組んで、売り込みを図っています。またミネソタ州にあるベンチャー企業のケイリクスト社は、マーガリンなどに加工した際にトランス脂肪酸を含まない大豆の開発を行っています。

ゲノム編集技術で種子市場の独占を狙っているのがデュポン社です。同

CRISPR／Cas9

二〇一二年にこの方法が開発されたことで、簡単にＤＮＡを目的とする箇所で切断できるようになった。切断酵素がＣａｓ９で、目的とする場所に持っていく役割を果たすのが、ガイドＲＮＡである。細胞に導入するのにプラスミドやｍＲＮＡ（メッセンジャーＲＮＡ）を用いる。

社は、多国籍化学企業ですが、種子部門でもモンサント社に次ぐ世界第二位の売上げを誇る企業でもあります。同社は、この技術の基本特許を狙っているカリブー・バイオサイエンス社と提携して開発に乗り出しています。カリブー社は、カリフォルニア大学バークレー校ダウドナ研究室から誕生しており、ダウドナ教授は、二〇一二年に初めて「CRISPR／Cas9」の手法を論文発表した人物であり、現在、特許申請中です。デュポン社はまた、リトアニアのビリニュス大学の研究室が持つ「Cas9」酵素（DNAを切断する制限酵素）にかかわる特許の独占的権利をもっており、この分野で市場独占を狙っています。

デュポン社はすでに、干ばつ耐性トウモロコシや収量増小麦を開発しており、まもなく野外での栽培試験に入ろうとしています。米国農務省はいまのところゲノム編集技術について、遺伝子組み換え作物とは違い、規制の対象外という姿勢を取っており、開発が加速する可能性があります。

ゲノム編集技術とは、「人工制限酵素」を用いて、ピンポイントで目的とする遺伝子の働きを止める技術のことです。制限酵素とは、DNAを切断する酵素のことで、目的とする場所に誘導する技術と、制限酵素などの違いによって、「ZFN法」「TALEN法」「CRISPR／Cas9」などと呼ばれています。これまでも遺伝子の働きを止める技術はありましたが、複雑な遺伝子組み換えが必要であり、しかもピンポイントで目的とするところを止めることはできませんでした。

ゲーム編集技術は、人工制限酵素を用いてDNAを切断します。その後自然に修復します。その際に突然変異を起こし、たいていの場合、遺伝子の働きは止められます。これを「ノックアウト」と言います。また、修復の際に、その部分に遺伝子を挿入することもできます。これを「ノックイン」といいます。しかし、一定の割合で遺伝子の働きも修復されることがあります。遺伝子の働きが修復されてもされなくても、いずれにしろ、切断個所が元に戻ると、操作した形跡は残りません。そのため、操作は結果からは分からないのです。

ノックインの場合、特定の個所の遺伝子を止めて、その個所に新たな遺伝子を挿入することで、これまでの遺伝子組み換え技術ではできなかった、文字通りの遺伝子の入れ換えが可能になり、こまめな遺伝子操作が可能になります。例えば、ラットやマウスなどの皮膚を作る遺伝子を止め

ZFN法

一九九六年に開発された方法で、DNAを切断する酵素がFokIで、目的とする箇所に運ぶのがZFNタンパク質である。ZFNのZは亜鉛であり毒性があることに加えて、切断個所に運ぶ際に間違いが多いことから、普及してこなかった。細胞に導入するのにプラスミド、mRNA、ウイルスベクターなどを用いる。

TALEN法

二〇一一年に開発された方法で、DNAを切断する酵素がFokIで、目的とする箇所に運ぶのがTALENタンパク質である。ZFN法に比べて間違いが少ないことから普及した。現在はCRISPR／Cas9に取って代わられつつある。細胞に導入するのにプラスミドやmRNAを用いる。

て、人間の皮膚を作る遺伝子を挿入すると、人間の皮膚を持ったネズミが誕生します。このように自在に遺伝子を操作できるため、この技術を「ゲノム編集技術」と呼んでいるのです。

遺伝子組み換え食品の開発も、これまでの遺伝子組み換え技術からゲノム編集技術へと大きく流れが変わる可能性が強まりました。しかし、安全性などの議論はもちろん、社会的合意もないまま、技術だけが独り歩きし始めています。

この技術に対して問題点が指摘されています。『エコロジスト誌（The Ecologist 2016/1/13）』がまとめた危険性とは以下の点です。確かに、これまでの遺伝子組み換え技術は、挿入する遺伝子がどこに入るか分からないという問題点がありました。しかし、ゲノム編集技術では目標を定めて挿入することが可能になりました。しかし、それによってもこれまで指摘されてきた問題点はそのままなのです。例えば、挿入した遺伝子が、他の遺伝子の働きや、遺伝子間の相互作用に影響を及ぼす可能性は高いと考えられ、そのことが毒性を増幅するなど食の安全性に悪影響をもたらしたり、栄養分を低下させたり、新たなアレルゲンをもたらす可能性があるというのです。

この技術の豚での応用が拡大しています。中国で開発されたマイクロブタへの批判が強まっています。中国でゲノム編集技術によってペット用に作られた、ミニブタよりさらに小さなマイクロブタに対して、動物愛護団体、宗教団体などからの批判が強まっています。開発したのは北京ゲノム研究所で、通常の豚が一〇〇kg以上あるのに対して、この豚はわずか一五kg程度の重さしかありません。

ゲノム編集技術は、作物の開発だけでなく、人間への応用も行われています。二〇一五年、政府の生命倫理専門調査会は、一二月一～二日にかけて米国ワシントンで二〇カ国の研究者が集まって開催された、ゲノム編集技術に関する国際会議で、人間への応用においては子宮に戻さない基礎研究に限って認める、と結論付けました。これを受けて、二〇一六年四月一二日、人間の受精卵への応用を限定付きとはいえ容認しました。また、厚労省の研究班は動物から人間への臓器移植への応用も認めました。

米国で開催された国際会議は、中国・中山大学の黄軍就らの研究チームが行った、ゲノム編集技術を用いた遺伝子治療を受けて開催されたものです。黄軍就らの研究チームは、遺伝性の血液疾患をもつ不妊治療中の夫婦から採取した受精卵八六個に対してゲノム編集技術で遺伝子を操作しました。狙い通りに遺伝子が挿入されたのは四個だったといいます。しかし、倫理的に問題があるとして、黄らの論文は『ネイチャー』や『サイエンス』誌から掲載を拒否されています。

しかし、この中国で行われた遺伝子操作の影響は大きく、英国へと波及しています。英国でもゲノム編集技術を用いて、不妊治療目的で、人間の受精卵の遺伝子操作を行う計画が進められているのです。この操作を計画しているのは、ロンドンにあるフランシス・クリック研究所で、一月一四日にその承認の是非をめぐりヒト受精と胚研究機関（ＨＥＦＡ）で議論が戦わされました。このように中国、英国、日本でも人間への応用が容認され、生命倫理が大きく後退しているといえます。。

農業への応用も活発化しています。日本では内閣府が、この間「戦略的イノベーション創造プログラム（ＳＩＰ）」を作成して、取り組みを始めています。その中に「次世代農林水産業創造技術（アグリイノベーション創出）」の取り組みがあります。これはＴＰＰ成立を睨み、日本の農林水産技術を戦略的に強化していくのが狙いです。実際の農林水産業を強化したり、農家を育成するのではなく、新たな技術開発を通して強化しようというのです。その柱はイノベーションであり、知的所有権を取得し、最終的には高度化された農産物を販売しようとするものです。

次世代農林水産業創造技術の柱となる「新たな育種技術の確立」として最も力を入れているのが、ゲノム編集技術などの新技術開発で、その推進のためには、技術開発と共に社会的コンセンサスを得ることが大事だとしています。農林水産庁では、二〇一三年一〇月から二〇一五年七月までの計七回「新たな育種技術研究会」を開催してきました。

イノベーションの柱になっているゲノム編集技術ですが、現在注目されているのが、「CRISPR／Cas9法」です。現在、これらの技術は、カルタヘナ法（Q26参照）の規制を免れていることから、研究者の間では、バイオテクノロジー応用作物・食品の研究・開発、栽培、販売での突破口となる可能性があると期待しています。

それを受けて、独立行政法人・農業生物資源研究所が、ウイルスベクターを用いて、種子に直接遺伝子を導入する方法を開発していることが明らかになりました。これまで植物の遺伝子組み換えは、種子に直接入れられないため、葉などの細胞に導入して行われてきました。生物資源研では、ジェミニウイルス・ベクターを用いて、稲の種子胚に直接遺伝子を導入する技術を開発し、ゲノム編集技術を用いて新種を開発しようと、研究を進めています。

他方で、ゲノム編集技術が大量破壊兵器に応用される可能性があることを示した報告書が発表されました。それは米国の諜報機関の情報を収集した民間機関の年次報告で、この報告は米国政府中央情報局、国家安全保障局、その他六つのスパイや情報収集機関の内部情報の中で公開されたものを集めたものです。なぜゲノム編集技術が大量破壊兵器に応用されるかというと、これまでにない効果の高い生物兵器が開発できるからです。とくに「ＣＲＩＳＰＲ／Ｃａｓ９」は科学研究に革命をもたらす上に、低コストで操作も簡単で、広がりやすいからだと指摘しています。

〈著者略歴〉

天笠　啓祐（あまがさ　けいすけ）

1947年東京生まれ。早大理工学部卒。現在、ジャーナリスト、遺伝子組み換え食品いらない！キャンペーン代表、市民バイオテクノロジー情報室代表、日本消費者連盟共同代表。

主な著書『原発はなぜこわいか』（高文研）、『脳死は密室殺人である』（ネスコ）、『Q&A電磁波はなぜ恐いか』『遺伝子組み換え食品』『ＤＮＡ鑑定』『食品汚染読本』『Q&A危険な食品・安全な食べ方』『世界食料戦争』『生物多様性と食・農』『東電の核惨事』（以上、緑風出版）、『この国のミライ図を描こう』（現代書館）、『くすりとつきあう常識·非常識』（日本評論社）、『いのちを考える40話』（解放出版社）、『バイオ燃料』（コモンズ）、『遺伝子組み換えとクローン技術100の疑問』（東洋経済新報社）、『地球とからだに優しい生き方・暮らし方』（つげ書房新社）、『遺伝子組み換え作物はいらない！』（家の光協会）、『暴走するバイオテクノロジー』（金曜日）『子どもに食べさせたくない食品添加物』（芽ばえ社）ほか多数。

プロブレムQ＆A

遺伝子《いでんし》組《く》み換《か》え食品入門《しょくひんにゅうもん》【増補改訂版】

［必要か 不要か？　安全か 危険か？］

2013年9月30日　初版第1刷発行
2016年9月15日　増補改訂版第1刷発行　　定価1800円＋税

著　者　天笠啓祐©
発行者　高須次郎
発行所　緑風出版
〒113-0033　東京都文京区本郷2-17-5　ツイン壱岐坂
〔電話〕03-3812-9420　〔FAX〕03-3812-7262　〔郵便振替〕00100-9-30776
［E-mail］info@ryokufu.com
［URL］http://www.ryokufu.com/

装　幀　斎藤あかね　　カバーイラスト　Nozu
組　版　R 企 画　　印　刷　中央精版印刷・巣鴨美術印刷
製　本　中央精版印刷　　用　紙　大宝紙業・中央精版印刷　　E1000

ISBN978-4-8461-1616-3　C0336